# 子宫内膜细胞病理学图谱

# Atlas of Endometrium Cytopathology

主　编　廖秦平
主　审　孙耘田
副主编　吴　成
　　　　陈　锐
　　　　杨　曦

北京大学医学出版社

ZIGONG NEIMO XIBAO BINGLI XUE TUPU

**图书在版编目（CIP）数据**

子宫内膜细胞病理学图谱 / 廖秦平主编. —北京：北京大学医学出版社，2018. 7

ISBN 978-7-5659-1808-7

Ⅰ. ①子… Ⅱ. ①廖… Ⅲ. ①子宫肿瘤－癌细胞－病理学－图谱 Ⅳ. ① R737.330.21-64

中国版本图书馆 CIP 数据核字（2018）第 108906 号

子宫内膜细胞病理学图谱

**主　　编：**廖秦平

**出版发行：**北京大学医学出版社

**地　　址：**（100191）北京市海淀区学院路 38 号　北京大学医学部院内

**电　　话：**发行部 010-82802230；图书邮购 010-82802495

**网　　址：**http://www.pumpress.com.cn

**E-mail：**booksale@bjmu.edu.cn

**印　　刷：**北京信彩瑞禾印刷厂

**经　　销：**新华书店

**责任编辑：**陈　奋　张立峰　**责任校对：**金彤文　**责任印制：**李　啸

**开　　本：**710mm × 1000mm　1/16　**印张：**12.5　**字数：**180 千字

**版　　次：**2018 年 7 月第 1 版　2018 年 7 月第 1 次印刷

**书　　号：**ISBN 978-7-5659-1808-7

**定　　价：**118.00 元

本书由
北京大学医学科学出版基金
资助出版

# 编者名单

（按姓名汉语拼音排序）

陈　锐　清华大学附属北京清华长庚医院
贾　芃　北京大学第一医院
廖秦平　清华大学附属北京清华长庚医院
孙耘田　中国医学科学院肿瘤医院
文　佳　清华大学附属北京清华长庚医院
吴　成　北京和睦家医院
杨　曦　清华大学附属北京清华长庚医院
张　楠　北京大学肿瘤医院
张乃怿　北京大学肿瘤医院

# 前　言

《子宫内膜细胞病理学图谱》是北京大学医学出版社出版的中国第一部有关子宫内膜癌筛查方向的妇科专著。它是廖秦平教授带领的子宫内膜癌筛查团队中多位老、中、青妇科肿瘤、病理科专家，经过10余年在多省市、多家医院、多项大型研究项目支持下的不断创新与探索，关于子宫内膜癌筛查方面的最新经验和科研成果，也是众多妇产科、病理科专家团队团结合作的结晶，是目前为止我国最权威的有关子宫内膜细胞学筛查子宫内膜癌的著作。

这本书的写作初衷来自于对子宫内膜癌造成的严重公共卫生问题的担忧。子宫内膜癌是女性生殖道三大恶性肿瘤之一，在发达国家及我国部分经济发达城市，其发病率已超过宫颈癌，居妇科恶性肿瘤之首。随着发病率及死亡率的攀升，子宫内膜癌在美国、欧洲以及中国的北京、上海、广州等经济发达地区，已经变成严重的公共卫生问题。而21世纪在无症状高危人群中，子宫内膜癌的筛查就变得迫在眉睫。目前随着人乳头瘤病毒（HPV）疫苗在国内上市，以及宫颈癌筛查指南的逐年更新，宫颈癌的发病率大幅下降，早期和癌前病变的发现率大为增加，从而极大地改变了我国宫颈癌治疗的结局。但令人担忧的是，在子宫内膜癌发病率大幅增加的今天，其筛查并没有得到重视。因而没有相关的筛查指南、策略及共识被广泛接受。本书正是针对子宫内膜癌筛查领域的空白，从多个方面详细而全面地介绍子宫内膜细胞学筛查子宫内膜癌的理念、方法、筛查的三阶梯概念、临床处理共识及解读。书中应用大量珍贵典型的病例以及示教图片，详细介绍子宫内膜细胞病理学诊断系统、制片以及阅片标准，希望能真正将该项技术落实到临床，推广到全国的子宫内膜癌筛查工作中，使“二癌筛查”升级为“三癌筛查”模式。并通过子宫内膜癌发病机制的研究，在子宫内膜癌的分子生物学水平辅助提高子宫内膜细胞学筛查子宫内膜癌的能力。让更多的妇产科医生、妇产医院及相关的筛查机构认识到子宫内膜细胞学筛查子宫内膜癌的价值。

希望本书的出版能将子宫内膜细胞学筛查子宫内膜癌的理念、方法、筛查策略、临床处理及解读推广开来，让更多的妇产科医生、妇产医院及相关的筛查机构参与到子宫内膜癌筛查的工作中来，实实在在解决子宫内膜癌带来的社会问题，实现子宫内膜癌及癌前病变的早发现、早诊断、早治疗，降低我国子宫内膜癌的发病率和死亡率，为我国的全民健康、女性生殖健康做出贡献。

廖秦平

2018 年 2 月于北京

# 作者简介

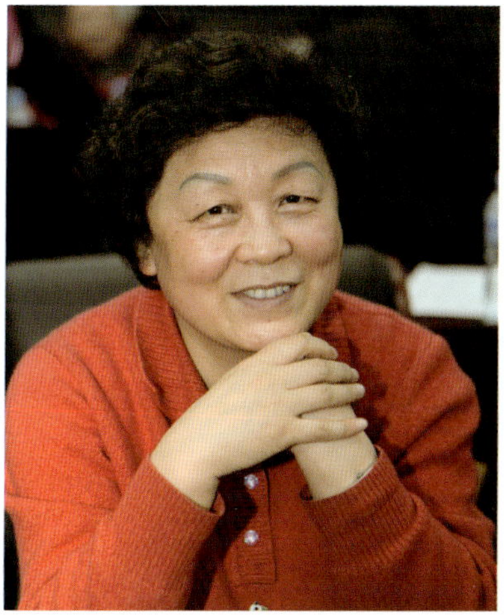

廖秦平，教授，现为清华大学附属北京清华长庚医院妇儿部部长。原北京大学第一医院妇产科主任，教授，主任医师，博士生导师。致力于妇科肿瘤工作 30 余年，带领的团队致力于子宫内膜癌筛查及治疗工作 10 余年。目前担任中华医学会妇科肿瘤学分会常委、中国医师协会妇产科学分会副会长、中华医学会妇产科学分会感染协作组组长、中国性学会常务理事兼医学专家委员会副主任委员、中国预防医学会微生态分会常委兼妇产科学组组长、北京微生态学会副会长、中国女医师学会专家委员会副主任委员、北京医学会妇产科分会副主任委员、北京女医师协会副会长、北京医学会中西医分会副主任委员等，《中国妇产科临床杂志》副主编、《中国性科学杂志》副主编、《中国实用妇科与产科杂志》常委、《实用妇产科杂志》常务编委、《妇产科临床进展杂志》常务编委、BMJ 杂志（中国版）编委、《国际妇产科杂志》编委等。同时担任国家卫生健康委员会（简称“卫健委”）主治医生晋升委员会委员、卫健委高级专业技术资格评审委员会委员等多项社会职务。承担国家自然科学基金、教育部、卫健委、“211 工程”基金、首都发展基金、科技部“十五”攻关课题基金等项目 21 项。近年来发表中、英文文章 300 余篇，主编了多部妇产科学著作。并先后荣获北京市“三八红旗手”、2016 年度“荣耀医者奖”“2016 年度政府特殊津贴专家”称号，获 2017 年度“五洲女子科技奖”及“中国妇幼健康科技进步奖”。

# 目　　录


第一章　子宫内膜癌的流行病学及筛查现状…………………………………… 1

第一节　子宫内膜癌的流行病学与高危因素………………………………… 1

第二节　子宫内膜癌筛查现状……………………………………………………14

第二章　子宫内膜细胞学取材、制片及染色方法……………………………23

第三章　子宫的基本解剖和组织学以及子宫内膜细胞学诊断基础………29

第四章　正常子宫内膜细胞学……………………………………………………67

第五章　良性子宫内膜改变和非典型增生性改变……………………………91

第六章　子宫内膜癌………………………………………………………………… 111

第七章　子宫内膜癌的分子生物学研究……………………………………… 139

第一节　相关热门分子的研究…………………………………………………… 139

第二节　目前研究结果及对临床工作的意义………………………………… 166

附录一　子宫内膜癌筛查和早期诊断专家共识（草案）……………… 171

附录二　子宫内膜细胞学诊断报告系统（2017）及临床处理建议…… 179

# 第一章 子宫内膜癌的流行病学及筛查现状

## 第一节 子宫内膜癌的流行病学与高危因素

子宫内膜癌（endometrial carcinoma，EC）是女性生殖道三大恶性肿瘤之一，欧美国家的发病率已居妇科恶性肿瘤的第一位。近年来，随着我国经济的迅速发展，人们生活习惯及饮食结构的改变、绝经后寿命延长等因素的影响，子宫内膜癌的发病率明显上升，且趋于年轻化。据美国癌症协会估计[1]，2017年，美国子宫内膜癌新发病例数为61 380例，占女性恶性肿瘤总数的7%，发病率为美国女性恶性肿瘤的第四位（前三位分别是乳腺癌、肺癌、结直肠癌），妇科恶性肿瘤的第一位；死亡病例数为10 920例，占美国女性恶性肿瘤死亡例数的4%，死亡例数是女性恶性肿瘤的第六位。美国反对在无症状人群中进行子宫内膜癌筛查的理由主要是：①子宫内膜癌早期即有阴道出血的症状；②大部分子宫内膜癌是Ⅰ期癌，预后好，5年生存率超过80%；③没有大样本的研究证实子宫内膜癌筛查的社会卫生经济学效益。但是，2012年美国癌症协会数据表明,47 130例新发病例中，仅有68%是早期子宫内膜癌；死亡的8 010例患者中，有33%是Ⅰ期的患者[2]。早在2002年，日本即有一项21万人的研究表明，通过筛查诊断的子宫内膜癌较有症状后就诊诊断的子宫内膜癌Ⅰ期的比例显著升高（74.7% vs 61.0%），5年生存率也有显著提高（94% vs 84.3%）[3]，提示在绝经后的无症状人群中行子宫内膜癌筛查有助于早期发现子宫内膜癌并延长生存期，因而，子宫内膜癌筛查的必要性受到重新重视和审视。

我国子宫内膜癌发病率近20年来逐渐上升，北京、上海、中山市发病率已经超过子宫颈癌，成为女性生殖道恶性肿瘤的首位。2015年子宫内膜癌在北京市女性恶性肿瘤发病率中居第五位[4]，前四位分别为乳腺癌、肺癌、甲状腺癌、结肠癌。发病率上升的原因主要是由于高危人群的扩大和筛查手段的缺乏。随着子宫内膜癌的发病率显著升高，子宫内膜癌的预防和筛查策略也有所改变。

根据子宫内膜癌的病因学和流行病学材料[5]，可将子宫内膜癌的危险因素大致分为三类：①解剖和生理处于基本正常的情况：如高龄、绝经状态、孕育因素、肿瘤疾病家族史等；②明显的疾病状态：肥胖、糖尿病、高血压、多囊卵巢综合征（PCOS）等；③外部的因素：外源性激素用药等。

## 一、一般因素

### （一）年龄因素

子宫内膜癌的发病年龄高峰为50～59岁[6]，中国女性平均发病年龄为55岁[7]；有研究显示，大部分子宫内膜非典型增生发展为子宫内膜癌的时间在15年以内[8]。随着年龄的增长，子宫内膜癌的发病率呈明显上升趋势。日本将子宫内膜细胞学检查（ECT）应用于绝经后人群的子宫内膜癌筛查[9-13]，并纳入老年人保护法。国际癌症研究机构（IARC）对包括中国北京、广州、上海、香港等地在内的监测数据显示，随着年龄的增长，子宫内膜癌的发病率呈明显上升趋势[14]。

### （二）绝经及初潮因素

有研究显示，≥52岁未绝经者称为延迟绝经，延迟绝经者患子宫内膜癌的危险比49岁以前绝经者增加2.4倍[15]，是45岁以前绝经者的1.5～2.5倍。绝经推迟者后几年并无排卵，缺少孕激素的对抗，只是延长了雌激素作用的时间，亦可导致子宫内膜增生[15]。

关于初潮年龄和子宫内膜癌的关系尚不清楚，有的研究认为，12岁或12岁以后初潮者患癌机会少于在此之前者，但不意味着越推迟危险性就越低。初潮早及绝经延迟，接受雌激素刺激的机会增多，且通常与排卵异常有关。

### （三）遗传因素[16]

子宫内膜癌的发病率有明显的种族差异和家族遗传倾向，而现在的分子生物学研究表明，遗传因素在子宫内膜癌发生中起很大作用。有研究显示，一级亲属癌症家族史与子宫内膜癌危险性之间的关系发现，与没有恶性肿瘤家族史的妇女相比，有恶性肿瘤家族史者患病风险是2.1[17]，而有子宫内膜癌家族史的妇女患病风险是1.8；肠道恶性肿瘤家族史直接与子宫内膜癌患病风险相关（OR=1.6）；这表明一级亲属恶性肿瘤家族史与子宫内膜癌发病风险增加有关。

研究显示，在5个HNPCC家族发现，共有223例女性的家系中有117例患有双重原发肿瘤[18]。其中16例女性同时诊断出结肠癌和子宫内膜癌或卵巢癌。剩下的101例女性，52例（51%）首先发现子宫内膜癌或卵巢癌。49例（49%）最先发现结肠癌。在发生双重肿瘤的非息肉性结肠癌综合征的女性中，有一半是以子宫内膜癌或卵巢癌作为“前哨肿瘤”。由于遗传性非息肉性结直肠癌与子宫内膜癌之间有较密切的联系[19]，美国癌症协会[20]建议遗传性非息肉性结直肠癌相关遗传突变已知和可疑携带者，从35岁开始，每年进行一次子宫内膜癌筛查。

## 二、内源性雌激素增高的因素

### （一）肥胖、糖尿病及高血压

一般将肥胖[21]、高血压、糖尿病称为子宫内膜癌三联征[22-25]。与下丘脑-垂体-肾上腺功能失调或代谢异常有关，影响子宫内膜癌的发生[26,27]。由于腺垂体分泌过多的致糖尿病生长激素，引起血糖增高和肥胖，而在这基础上产生高血压。与此同时，垂体的促性腺功能也不正常，卵巢失去排卵功能，不能分泌黄体酮，子宫内膜长期处于增生状态。人体内的脂肪有储存雌激素的功能，从而加强其对子宫内膜的刺激作用。而且肥胖本身就易伴有相对的黄体期孕激素分泌不足，或同时伴有月经不调甚至闭经，最终导致子宫内膜癌的发生[28]。

1．肥胖[21]　肥胖者容易发生子宫内膜癌的机制可能为：

（1）饮食习惯：流行病学研究发现，子宫内膜癌与摄入高热量饮食有关，包括肉、蛋、脂肪的高摄入。美国一项有关绝经后素食者和非素食者的研究表明，素食者性激素结合球蛋白（sex hormone-binding globulin，SHBG）水平升高，血浆雌激素水平降低 15% ～ 20%，而粪便中雌激素含量是同年龄非素食者的 3 倍之多。饮食可影响机体雌激素代谢进而影响子宫内膜癌的发生。

（2）代谢因素：体内大量脂肪增加了雌激素的存储，逐渐释放入血而无孕激素抵抗，同时脂肪细胞产生大量芳香化酶，使肾上腺分泌的雄烯二酮经芳香化作用转化为雌酮，增加血中雌激素含量 [29]。

（3）神经内分泌因素：肥胖患者的肝、肌肉以及脂肪细胞对胰岛素的作用呈一定的抵抗性，造成内源性胰岛素抵抗（insulin resistance，IR），胰岛素代偿性增加，产生高胰岛素血症，高胰岛素可使体内雄激素水平增高，脂肪组织又可加速雄激素向雌激素的转化，从而导致雌激素增加。中央型肥胖与胰岛素抵抗密切相关。

（4）瘦素影响：瘦素是调节能量平衡、控制体重的关键因子，瘦素还作为有丝分裂原参与肿瘤的发生。可以影响 PI3K/AKT 通路参与子宫内膜癌的发生、发展 [30]。

国内外多项研究发现，26% ～ 47% 的子宫内膜癌可能和体重过重和肥胖有关，肥胖者发生子宫内膜癌的相对危险度是 2 ～ 10，约有 80% 的子宫内膜癌患者体重超过正常平均体重 10%[31,32]。体质指数（BMI）= 体重（kg）/ 身高（m）$^2$，世界卫生组织（WHO）规定，成年人正常值为 20 ～ 25 kg/m$^2$。BMI ＞ 25 kg/m$^2$ 为超重，BMI ＞ 30 kg/m$^2$ 为肥胖，BMI ＞ 40 kg/m$^2$ 为重度肥胖。但由于东、西方人在饮食、身高、体型和肥胖类型等方面存在差异，所以判定肥胖的指标不能绝对化，对亚洲人而言 [33]，世界卫生组织西太平洋地区“对亚太地区肥胖及其防治的重新定义”资料规定，亚洲成年人的 BMI 正常值在 18.5 ～ 22.9 kg/m$^2$，≥ 23 kg/m$^2$ 为超重，≥ 25 kg/m$^2$ 为肥胖。

2．糖尿病 [39]　子宫内膜癌常伴发 2 型糖尿病，高血糖使胰岛素代偿性增加导致高胰岛素血症。高胰岛素促使雄激素增高的机制可能为 [35]：

（1）胰岛素可与卵巢上皮的胰岛素受体结合，促进卵巢雄激素合成酶 P450c17α 的活性而使雄激素合成增加。

（2）胰岛素增加垂体黄体生成素（LH）的释放，导致血中雄激素水平增高。

（3）胰岛素可抑制 SHBG 的产生，使血中游离激素水平增高。高雄激素通过肝或脂肪组织的芳香化酶作用生成雌激素，直接或间接促进子宫内膜的增生。研究显示，糖尿病患者或糖耐量不正常者患子宫内膜癌之危险比正常人增加 1.2 ～ 5.6 倍 [34,36]。

3．高血压　有研究指出，单纯高血压并不增加子宫内膜癌的危险性，但高血压若与肥胖、糖尿病并发则与子宫内膜癌有关。研究发现，50% ～ 60% 的 2 型糖尿病患者有高血压，同时 80% ～ 85% 的 2 型糖尿病伴有肥胖。肥胖引起的胰岛素抵抗是糖尿病危险因素，并且可引起交感神经兴奋以及水、钠代谢紊乱导致高血压。糖尿病又可因胰岛素抵抗和高胰岛素血症加速脂质代谢紊乱，机体脂肪贮存增加和动脉粥样硬化形成，加重肥胖、高血压，形成恶性循环，其中胰岛素抵抗和高胰岛素血症是疾病的中心环节，并且使血中雄激素水平升高，通过外周转化，进而雌激素水平升高，增加子宫内膜癌发生风险。

### （二）孕育因素

有研究显示，未孕者至少比生过一个孩子的人群增加 2 ～ 3 倍患子宫内膜癌的危险性。在子宫内膜癌患者中，15% ～ 20% 有不育史。美国的一项多中心研究发现，不孕伴随的子宫内膜癌发病危险增加仅局限于那些患有不孕症的妇女（Escobedo，1991），研究中将疾病控制中心登记的 6 个研究机构中 20 ～ 54 岁的子宫内膜癌患者 399 例进行研究，同时随机选取患者居住相同地理区域的正常妇女 3040 例进行对照，结果发现，与没有生育问题的妇女相比，诊断过不孕症的患者发生子宫内膜癌的风险为 1.7（95%CI：1.1 ～ 2.6），而由于卵巢问题导致的不孕症患者，其发生子宫内膜癌的风险为 4.1（95%CI：1.7 ～ 10.4），这项研究也许可以解释为什么不孕症患者尤其是无排卵导致的不孕症患者子宫内膜癌的发病危险会增加的原因，显然因持续雌激素作用，缺乏孕激素的对抗与调节，引起子宫内膜增生和癌变。不孕者与子宫内膜癌的关系较未产者更为密切。

多数学者认为，长期大量服用雌激素类避孕药可增加子宫内膜癌发生风险 4 ～ 8 倍，且与用药时间相关。口服雌、孕激素合剂可降低子宫内膜癌的发病风险。

1．多囊卵巢综合征（PCOS）[37]

PCOS 的患者卵巢滤泡持续时间长，但不能成熟达到排卵，使子宫内膜处于持续的雌激素的刺激下，缺乏黄体酮的调节和周期性内膜脱落，导致内膜发生增生改变。PCOS 患者体内雄激素水平比正常妇女要高 3 ～ 4 倍，而雄激素可转化为雌酮导致内膜增生和增殖，进而发生非典型增生甚至子宫内膜癌。近年研究发现，胰岛素抵抗和高胰岛素血症在 PCOS 的发病机制中起着较为重要的作用。

（1）促进子宫内膜 P450 芳香化酶的表达与活性，使子宫内膜局部雄激素向雌激素转化，雌激素含量增加，促使子宫内膜增生。

（2）与子宫内膜胰岛素受体结合，促进子宫内膜细胞 DNA 合成及子宫内膜增生。

（3）促使子宫内膜雌激素受体（ER）的表达，使雌激素作用增加。

PCOS 患者体内高 LH、胰岛素（INS）和雄激素水平共同影响卵泡的发育，长期无排卵或卵泡发育不佳引起黄体功能缺陷使子宫内膜不能发生正常的周期性脱落，持续增生，甚至发展为子宫内膜癌。流行病学调查发现，绝经前的妇女患有 PCOS，其患子宫内膜癌的概率比正常人高 5 倍，其主要机制可能是慢性雄激素过多症。Rudolf Kaaks 等 [38] 研究指出，绝经前妇女患有子宫内膜癌主要与卵巢有关，而不是肾上腺素和雄激素过多，甚至最可能的解释是卵巢雄激素过多症，导致慢性不排卵和孕激素缺乏。绝经期后的妇女发生子宫内膜癌，主要与血浆雄激素过高，雌激素超出生理需要的范围有关。

2．功能性卵巢肿瘤

产生雌激素的卵巢性索间质肿瘤：颗粒细胞瘤、卵泡膜细胞瘤，部分浆液性卵巢肿瘤具有分泌雌激素的功能，引起月经不调、绝经后出血及子宫的内膜增生和内膜癌，卵巢肿瘤合并子宫内膜癌的机会为 4%（2.5% ～ 27%），因为卵泡膜细胞瘤比颗粒细胞瘤有更强的雌激素刺激作用，所以前者合并子宫内膜癌为后者的 4 倍，约 25% 的卵泡膜细胞瘤并发子宫内膜癌。

## 三、外源性雌激素因素

### （一）激素替代治疗（HRT）

单独应用雌激素替代治疗可增加子宫内膜癌的危险性 1.45 ～ 14 倍[39]，但若联合孕激素则不增加内膜癌风险[40]，但也有研究表明，如果曾用过雌激素治疗的女性，即使之后改用孕激素联合治疗仍存在高风险。还有学者发现，联合孕激素对子宫内膜有保护作用[41]。

### （二）他莫昔芬

他莫昔芬（Tamoxifen，TAM）又名三苯氧胺，为非甾体类抗雌激素药物，广泛用于雌激素受体（ER）阳性乳腺癌患者的辅助治疗。作为一种选择性受体调节剂，在不同靶器官其作用不同，在乳腺具有抗雌激素作用，而在子宫内膜及骨骼具有弱雌激素作用[6,42]。应用 TAM 者与未应用者相比，发生子宫内膜癌的相对危险性为 1.7 ～ 3.6[43-44]。故建议常规进行筛查[45-47]。

## 四、其他因素

### （一）吸烟

多项研究均发现，曾经吸烟的妇女患子宫内膜癌的危险性下降，相对危险度为 0.2 ～ 0.9，这种保护作用随着吸烟持续时间以及强度的增加而增加。可能是吸烟具有抗雌激素作用，也有研究认为，吸烟增加循环雄激素水平而发挥作用。

### （二）毒物、放射线接触史

毒物与放射线接触史考虑其致病原因应与导致染色体、DNA 突变相关。

### （三）其他

有研究显示，对 1986—1991 年间纽约西部的 232 例子宫内膜癌患者和 639 例对照组的饮食成分进行分析，在对年龄、教育、体重指标、吸烟史、糖尿病、高血压、初潮年龄、独身、口服避孕药、停经史、停经后性激素使用情况等因素调查后，得出食物中高蛋白、多纤维素、植物甾醇类、维生素 C、叶酸、α/β- 胡萝卜素、番茄、玉米及叶黄素类食物和蔬菜等的危险性低。哺乳、吸烟能降低子宫内膜癌的发病率。在美国，白人的发病率高于黑人，但黑人的预后不好 [48]。

还有研究表明，关于茶摄入和子宫内膜癌发病风险之间的 meta 分析表明，与从不饮茶或者极少饮茶者相比，饮茶者总的 RR=0.85，其中少量到中量饮茶者和大量饮茶者的 RR 分别是 0.88 和 0.75。每天增加两杯茶的摄入可以降低 25% 患子宫内膜癌的风险，绿茶对子宫内膜癌的保护效果似乎较红茶更明显 [49]。同样，每天饮用咖啡≥ 4 杯者与每天饮用 1 杯或更少者相比，子宫内膜癌风险降低的 RR 是 0.75。在超重和肥胖妇女中此种相关性更显著，每天 1 杯咖啡可分别降低子宫内膜癌的风险 12% 和 20%，但在正常体重的妇女中没有观察到这种相关性 [50]。

子宫内膜癌（EC）发病率呈逐年上升，在有高危因素的无症状人群中，其发病率明显升高 [5]。故筛查策略的重要部分即包括确立高危因素人群作为筛查目标。北京清华长庚医院廖秦平团队 [51-57]（原北京大学第一医院）以病理学为“金标准”，筛选出对于 EC 及癌前病变的高危因素。单因素分析结果显示，年龄≥ 40 岁、BMI ≥ 25 kg/m$^2$、糖尿病、高血压、绝经、恶性肿瘤家族史均为 EC 与癌前病变的高危因素；多因素分析结果显示，年龄≥ 40 岁、BMI ≥ 25 kg/m$^2$、绝经后、恶性肿瘤家族史为独立高危因素。因此，具备这 4 个特点的人群，应进行子宫内膜细胞学的筛查，以预防 EC 及癌前病变的发生。高龄绝经人群中诊刮病理的取样满意率低于子宫内膜细胞学，故行子宫内膜细胞学筛查更有意义 [54]。

评价一项筛查策略是否可行，不但要求筛查方法本身具有较高的准确性，而且能从筛查对象中早期发现足够数量的癌前病变或早期癌症者。本研究结果显示，年龄≥ 40 岁、BMI ≥ 25 kg/m$^2$、糖尿病、高血压、绝经后、恶性肿瘤家族史的人群患 EC 的危险性较高。提示，筛查这些人群，可能发现较大比例的癌前病变或早期癌症。国外已对 EC 及癌前病变的高危因素进行研究，但因种族遗传 [51,58,59] 及生活习惯 [60] 差异，中国地区高危因素的构成比会有一定的差异。故期待能在北京甚至全国继续有更深入大样本的研究，以期使子宫内膜癌筛查人群的高危因素更适合于我国。

（杨　曦　吴　成）

## 参考文献


[1] Siegel RL，Miller KD，Jemal A. Cancer Statistics，2017. CA Cancer J Clin，2017，67（1）：7-30.doi：10.3322/caac.21387.

[2] Siegel R，Naishadham D，Jemal A. Cancer statistics，2012. CA Cancer J Clin，2012，62（1）：10-29.doi：10.3322/caac.20138.

[3] Nakagawa-Okamura C，Sato S，Tsuji I，Kuramoto H，Tsubono Y，Aoki D，et al. Effectiveness of mass screening for endometrial cancer. Acta Cytol 2002;46（2）：277-283.

[4] 黄若刚，曹红霞，焦淑芳.《2015年度北京市卫生与人群健康状况报告》概述.首都公共卫生，2017，（1）：4-6.

[5] Lurain JR. Uterine cancer.In：Berek JS ed. Berek & Novak's Gynecology. 14th ed. Philadelphia：Lipp incott Williams & Wilkins，2007：1348-1350.

[6] 赫捷，陈万青.2012中国肿瘤登记年报.北京：军事医学科学出版社，2012：122-123.

[7] 项永兵，高静，徐望红.子宫内膜癌流行病学研究进展.见：梁万年，刘民，乌正赉，主编.流行病学进展.北京：人民卫生出版社，2007：203-221.

[8] 连利娟.子宫内膜不典型增生.见：连利娟，主编.林巧稚妇科肿瘤学.3版.北京：人民卫生出版社，2001：335-344.

[9] Nakagawa-Okamura C，Sato S，Tsuji I，et al. Effectiveness of mass screening for endometrial cancer. Acta Cytol，2002，46（2）：277-283.

[10] Mathelin C，Youssef C，Annane K，et al. Endometrial brush cytology in the surveillance of post-menopausal patients under tamoxifen：a prospective

longitudinal study. Eur J Obstet Gynecol Reprod Biol，2007，132（1）：126-128.

[11] Buccoliero AM，Castiglione F，Gheri CF，et al. Liquid-based endometrial cytology：its possible value in postmenopausal asymptomatic women. Int J Gynecol Cancer，2007，17（1）：182-187.

[12] Buccoliero AM，Gheri CF，Castiglione F，et al. Liquid-based endometrial cytology in the management of sonographically thickened endometrium. Diagn Cytopathol，2007，35（7）：398-402.

[13] Fambrini M，Buccoliero AM，Bargelli G，et al. Clinical utility of liquid-based cytology for the characterization and management of endometrial polyps in postmenopausal age. Int J Gynecol Cancer，2008，18（2）：306-311.

[14] Parkin Dm W S，Ferlay J，et al. Cancer incidence in five continents，Vol. Ⅰ to Ⅷ. IARC Cancer Base No. 7，Lyon，2005.

[15] 曹泽毅 . 中华妇产科学 . 北京：人民卫生出版社，1999：1844.

[16] Cook LS，Nelson HE，Stidley CA，et al. Endometrial Cancer and a Family History of Cancer. Gynecol Oncol，2013.

[17] Lucenteforte E，Talamini R，Montella M，et al. Family history of cancer and the risk of endometrial cancer. Eur J Cancer Prev，2009，18（2）：95-99.

[18] Lu KH，Dinh M，Kohlmann W，et al. Gynecologic cancer as a “sentinel cancer” for women with hereditary nonpolyposis colorectal cancer syndrome. Obstet Gynecol，2005，105（3）：569-574.

[19] Hemminki K，Chen B. Familial association of colorectal adenocarcinoma with cancers at other sites. Eur J Cancer，2004，40（16）：2480-2487.

[20] Smith RA，Cokkinides V，Eyre HJ. American Cancer Society guidelines for the early detection of cancer，2006. CA Cancer J Clin，2006，56（1）：11-25; quiz 49-50.

[21] Park SL，Goodman MT，Zhang ZF，et al. Body size，adult BMI gain and endometrial cancer risk：the multiethnic cohort. Int J Cancer，2010，126（2）：490-499.

[22] 张惜阴 . 临床妇科肿瘤学 . 上海：上海医科大学出版社，1993：406.

[23] Kelsey JL，Livolsi VA，Holford TR，et al. A case-control study of cancer of the endometrium. Am J Epidemiol，1982，116（2）：333-342.

[24] La Vecchia C，Franceschi S，Decarli A，et al. Risk factors for endometrial cancer at different ages. J Natl Cancer Inst，1984，73（3）：667-671.

[25] 彭芝兰 . 子宫内膜癌概述 . 中华妇产科学 . 北京：人民卫生出版社，1999：2020-2021.

[26] Esposito K，Chiodini P，Capuano A，et al. Metabolic syndrome and endometrial cancer：a meta-analysis. Endocrine，2013，45（1）：28-36.

[27] Salazar-Martinez E，Lazcano-Ponce EC，Lira-Lira GG，et al. Case-control study of diabetes，obesity，physical activity and risk of endometrial cancer among Mexican women. Cancer Causes Control，2000，11（8）：707-711.

[28] 郭燕燕 . 子宫内膜癌发病相关因素 . 中华妇产科学 . 北京：人民卫生出版社，1999：1845-1847.

[29] Iemura A，Douchi T，Yamamoto S，et al. Body fat distribution as a risk factor of endometrial cancer. J Obstet Gynaecol Res，2000，26（6）：421-425.

[30] Sharma D，Saxena NK，Vertino PM，et al. Leptin promotes the proliferative response and invasiveness in human endometrial cancer cells by activating multiple signal-transduction pathways. Endocr Relat Cancer，2006，13（2）：629-640.

[31] Mccullough ML，Patel AV，Patel R，et al. Body mass and endometrial cancer risk by hormone replacement therapy and cancer subtype. Cancer Epidemiol Biomarkers Prev，2008，17（1）：73-79.

[32] Bjorge T，Stocks T，Lukanova A，et al. Metabolic syndrome and endometrial carcinoma. Am J Epidemiol，2010，171（8）：892-902.

[33] 傅祖植 . 肥胖症 . 内科学 . 见：叶任高，译 . 6 版 . 北京：人民卫生出版社，2004：832-883.

[34] Zhang Y，Liu Z，Yu X，et al. The association between metabolic abnormality and endometrial cancer：a large case-control study in China. Gynecol Oncol，2010，117（1）：41-46.

[35] Dunaif A. Insulin resistance and the polycystic ovary syndrome：mechanism and implications for pathogenesis. Endocr Rev，1997，18（6）：774-800.

[36] Friberg E，Mantzoros CS，Wolk A. Diabetes and risk of endometrial cancer：a population-based prospective cohort study. Cancer Epidemiol Biomarkers Prev，2007，16（2）：276-280.

[37] Dumesic DA，Lobo RA. Cancer Risk and PCOS. Steroids，2013，78（8）：782-785.

[38] 汤荣光，胡家骆，杨红，等 . 子宫内膜癌变过程中雌、孕激素受体的变化及与 p53 的关系 . 中华医学遗传学杂志，2003，(2)：173-174.

[39] Pike MC，Peters RK，Cozen W，et al. Estrogen-progestin replacement therapy and endometrial cancer. J Natl Cancer Inst，1997，89（15）：1110-1116.

[40] Hill DA，Weiss NS，Beresford SA，et al. Continuous combined hormone replacement therapy and risk of endometrial cancer. Am J Obstet Gynecol，2000，183（6）：1456-1461.

[41] Beral V，Bull D，Reeves G. Endometrial cancer and hormone-replacement therapy in the Million Women Study. Lancet，2005，365（9470）：1543-1551.

[42] Deligdisch L. Hormonal pathology of the endometrium. Mod Pathol，2000，13（3）：285-294.

[43] Fornander T，Rutqvist LE. Adjuvant tamoxifen and second cancers. Lancet，1989，1（8638）：616.

[44] Demichele A，Troxel AB，Berlin JA，et al. Impact of raloxifene or tamoxifen use on endometrial cancer risk：a population-based case-control study. J Clin Oncol，2008，26（25）：4151-4159.

[45] Lhomme C，Pautier P，Zagame L，et al. Endometrial surveillance of women on tamoxifen. Gynecol Obstet Fertil，2003，31（7-8）：647-656.

[46] Koss LG，Schreiber K，Oberlander SG，et al. Detection of endometrial carcinoma and hyperplasia in asymptomatic women. Obstet Gynecol，1984，64（1）：1-11.

[47] Gupta JK，Chien PF，Voit D，et al. Ultrasonographic endometrial thickness for diagnosing endometrial pathology in women with postmenopausal bleeding：a meta-analysis. Acta Obstet Gynecol Scand，2002，81（9）：799-816.

[48] Mccann SE，Freudenheim JL，Marshall JR，et al. Diet in the epidemiology of endometrial cancer in western New York（United States）. Cancer Causes Control，2000，11（10）：965-974.

[49] Tang NP，Li H，Qiu YL，et al. Tea consumption and risk of endometrial cancer：a metaanalysis. Am J Obstet Gynecol，2009，201（6）：605 e1-8.

[50] Friberg E，Orsini N，Mantzoros CS，et al. Coffee drinking and risk of endometrial cancer--a population-based cohort study. Int J Cancer，2009，125（10）：2413-2417.

[51] 杨曦，董颖，张晓明，等. 子宫内膜癌中磷脂酰肌醇 3 激酶 / 蛋白激酶通路活化及临床意义. 中华病理学杂志，2011，40（12）：799-804.

[52] 杨曦，廖秦平，吴成，等. 子宫内膜细胞学检查在子宫内膜癌筛查中的应用. 中华妇产科杂志，2013，48（12）：884-890.

[53] 杨曦，吴成，张乃怿，等. 子宫内膜癌及癌前病变危险因素的调查研究. 现代妇产科进展，2013，22（7）：553-556.

[54] 张乃怿，吴成，赵健，等. 子宫内膜细胞学检查在筛查子宫内膜癌中的应用. 中华妇产科杂志，2010，10（45）：793-795.

[55] 张乃怿，吴成，廖秦平. 子宫内膜癌的现状和筛查. 中华临床医师杂志（电子版），2011，5（3）：804-809.

[56] 杨曦，马珂，廖秦平. 子宫内膜液基细胞学筛查子宫内膜癌应用现状. 中国实用妇科与产科杂志，2016，12（32）：1233-1236.

[57] 廖秦平，杨曦. 子宫内膜癌筛查及早期诊断的现状及展望. 实用妇产科杂志，2015，31（7）：481-484.

[58] Cote ML，Atikukke G，Ruterbusch JJ，et al. Racial differences in oncogene mutations detected in early-stage low-grade endometrial cancers. Int J Gynecol Cancer，2012，22（8）：1367-1372.

[59] Dong Y，Yang X，Wong O，et al. PIK3CA mutations in endometrial

carcinomas in Chinese women：phosphatidylinositol 3’-kinase pathway alterations might be associated with favorable prognosis. Hum Pathol，2012，43（8）：1197-1205.

[60] Esposito K，Chiodini P，Colao A，et al. Metabolic syndrome and risk of cancer：a systematic review and meta-analysis. Diabetes Care，2012，35（11）：2402-2411.

## 第二节　子宫内膜癌筛查现状

目前尚无大家公认的有效的筛查方法，尝试用于子宫内膜癌筛查的方法主要有经阴道超声和子宫内膜活检病理学检查。

### 一、经阴道超声（transvaginal sonography，TVS）

TVS 应用于绝经后妇女筛查子宫内膜癌主要基于 1998 年 Smith-Bindman 发表的一项荟萃分析研究，该研究涉及 35 项研究 5892 例患者，其结果显示：TVS 测量子宫内膜厚度≥ 5 mm 时，诊断子宫内膜癌的敏感性为 96%，特异性 61%，但由于其假阳性率高达 39%，常造成不必要的诊刮。另外，绝经前子宫内膜厚度受到月经周期的影响，难以确定诊断子宫内膜病变的内膜厚度界值。当子宫内膜不均质、宫腔积液、内膜形态欠规则或存在局限的占位性病变时很难准确测量子宫内膜的厚度。对超声结果的处理缺乏个体化，未综合考虑子宫内膜癌的高危因素，都是造成不必要诊刮的原因。他莫昔芬（TAM）可导致内膜息肉等子宫内膜良性病变发生的概率升高，TAM 可致绝经后子宫内膜水肿增厚，因而 TVS 并不适用于对乳腺癌术后 TAM 治疗的患者的随访和筛查。

2011 年，北京大学第一医院、北京大学肿瘤医院、北京市大兴区人民医院共同开展了多中心、前瞻性研究，共纳入绝经后妇女 445 例，采用 TVS 和 ECT 筛查子宫内膜癌，结果表明：单独 TVS 阳性诊断子宫内膜癌 / 癌前病变的敏感性为 83.9%，特异性仅 20.6%，阳性预测值仅 25.3%，阴性预测值 80%，诊断准确性仅 35.9%。经阴道超声不适宜单独应用作为子宫内膜癌的筛查方法。

## 二、诊断性刮宫（diagnostic curettage，DC）

我国子宫内膜活检病理学方法应用最广泛的当属诊刮术。自 1843 年应用于临床以来，DC 始终是全世界最为常见的妇科手术。在宫腔镜出现以前，DC 是绝经后阴道出血（postmenopausal bleeding，PMB）的首选检查方法，也是诊断子宫内膜癌的“金标准”。但是，诊刮术由于疼痛、有创等原因不易为患者所接受，不适宜用于无症状人群的筛查。并且，诊刮术的准确性也值得质疑：由于 DC 是一种非直视下的盲操作，60% 经 DC 所获取的子宫内膜标本不超过整个宫腔的 50%。早在 20 世纪 50 年代，回顾分析 6907 例诊刮，漏诊了 10% 的子宫内膜病变，诊刮对局限性病灶的诊断能力有限，可能漏诊 58% 的子宫内膜息肉和 60% 的 EIN。因此，诊刮术已不再作为绝经后出血的首选检查方法，宫腔镜 + 子宫内膜活检术成为了诊断子宫内膜病变的“金标准”。

## 三、子宫内膜活检（endometrial biopsy，EMB）

1984 年，Cornier 报道了 Pipelle 内膜采集器在子宫内膜活检术中的应用。Pipelle 内膜采集器是一种内置活塞的负压吸引装置，Pipelle 子宫内膜活检术与 DC 相比更为安全且无须麻醉，可在门诊进行。一项对 39 项研究涉及 7914 例阴道不规则出血患者的荟萃分析显示，Pipelle 内膜采集器诊断子宫内膜癌的敏感性在绝经前女性中为 91.0%，绝经后女性中为 99.6%。20 世纪 90 年代，子宫内膜活检术作为诊断子宫内膜病变的一线检查方法普遍得到临床医师的认可。与 DC 相似，Pipelle 内膜采集装置在取材代表性和取材满意率方面的局限性使其对子宫内膜病变的诊断存在一定缺陷。

Guido 等对 65 例经宫腔镜确诊为子宫内膜癌的患者应用 Pipelle 内膜采集器行子宫内膜活检，取材满意率为 97%，假阴性率为 17%。11 例漏诊的子宫内膜癌患者中，3 例病变占宫腔面积≤ 5%；4 例病变占宫腔面积 6% ～ 25%；4 例病变占宫腔面积 26% ～ 50%；当病变占宫腔面积＞ 50% 时，子宫内膜癌无一漏诊。子宫内膜活检术更适用于弥漫性子宫内膜病变的诊断，而对局限性病灶的诊断价值十分有限。

Elsandabesee 等对 97 例 PMB 患者行子宫内膜活检术，当 TVS 测量子宫内膜厚度＜ 5 mm 时，Pipelle 内膜采集器取材成功率为 82%，其中仅 27% 足以做出病理学诊断。子宫内膜厚度是限制子宫内膜活检诊断准确性的重要因素。

## 四、子宫内膜细胞学检查（endometrial cytology test，ECT）

1955 年，Clyman 首次报道了应用于 ECT 的子宫内膜细胞采集器。1993 年，美国印第安纳大学医学中心研发的 Tao brush（图 1-1）被美国食品与药品管理局（U. S. Food and Drug Administration，FDA）正式批准应用于临床，并同时被认可应用于欧洲的 11 个国家。由于 Tao brush 的独特设计有效避免了宫腔以外细胞的污染并易于操作，逐渐被临床医师认可并得到广泛应用。液基细胞学制片技术（liquid-based preparations，LBP）也应用于 ECT 制片。

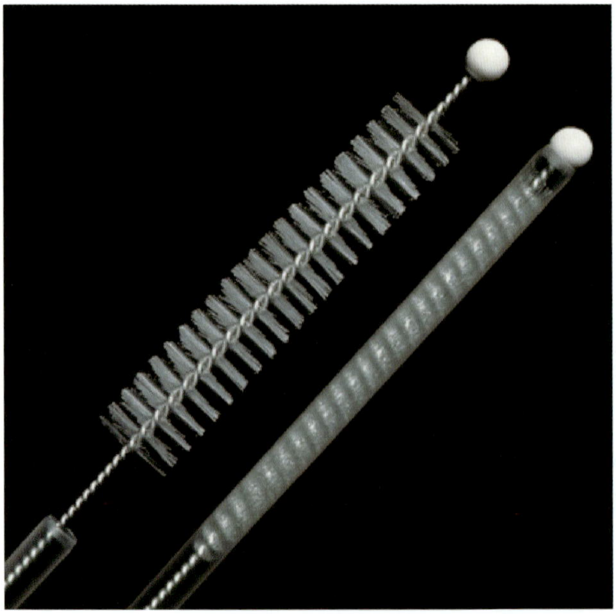

图 1-1　Tao brush

近年来，我国自主研发了子宫内膜细胞采集器（图 1-2）并于 2003 年获得专利，子宫内膜刷活检（endometrial brush biopsy，EBB）和子宫内膜细胞学方法逐渐开展，成为子宫内膜癌筛查的利器。2006 年，美国克里夫兰大学联合北京大学生育健康研究所、北京大学第一医院在江苏、浙江开展了我国首次大样本的临床研究；2006 年，在北京大学第一医院妇产科成立了“宫腔细胞学检测中心”，并举行了挂牌仪式。通过本次研究，共获得近 3000 例子宫内膜细胞学标本，初步建立了我国的子宫内膜细胞学诊断系统。

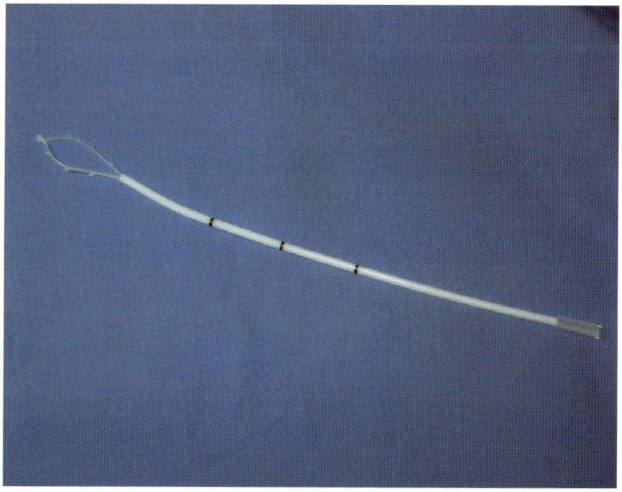

**图 1-2　子宫内膜细胞采集器（SAP-1）**

### （一）子宫内膜细胞采集器使用方法（图 1–3）

- 聚维酮碘消毒宫颈，轻轻擦去黏液
- 将细胞采集器在外套保护下缓缓送入宫底
- 回缩外套管，暴露采集环，顺时针方向转动 10 周
- 回纳采集环，退出宫颈
- 释放采集环于细胞保存液中充分涮洗或直接涂玻片，用 95% 乙醇固定（> 15 分钟，不超过 24 小时）
- 核对申请单和标本的姓名

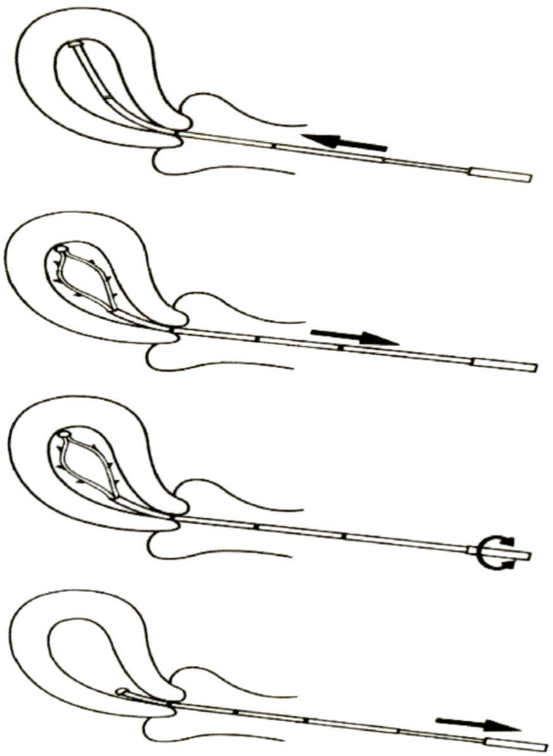

图 1-3　子宫内膜细胞采集器使用方法

通过 EBB 方法，可以得到子宫内膜组织和（或）子宫内膜细胞，将肉眼可见的子宫内膜组织送组织病理学检查，然后将刷头涮洗在细胞保存液中，采用离心沉降方法制片，或者巴氏染色，细胞病理学阅片（图 1-4）。

### （二）子宫内膜细胞学筛查子宫内膜癌 / 癌前病变的准确性

Boon（1996 年）利用内膜刮除取样器进行子宫内膜细胞学检查，1593 例（94.6%）获得满意的标本。细胞学阳性者共发现 31 例子宫内膜癌（1.9%），此种方法还发现了 10 例宫颈鳞癌和 1 例卵巢癌；仅漏诊 1 例子宫内膜腺癌，敏感性为 78.9%，特异性为 95.4%，阳性预测值为 56.6%，阴性预测值为 88.5%。

意大利 Buccoliero 报道，获得满意标本的 519 例中：细胞学有 2 例

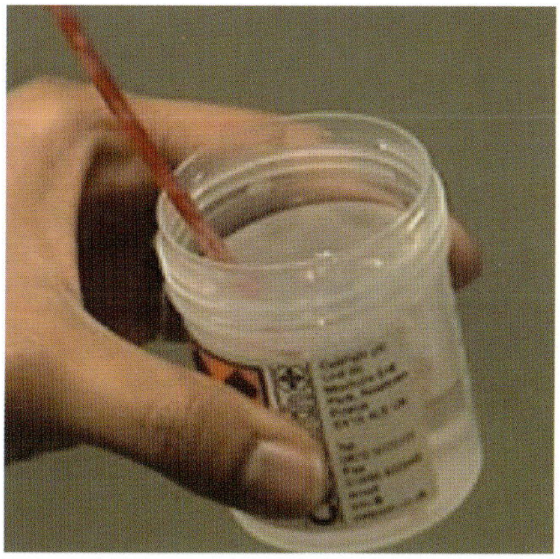

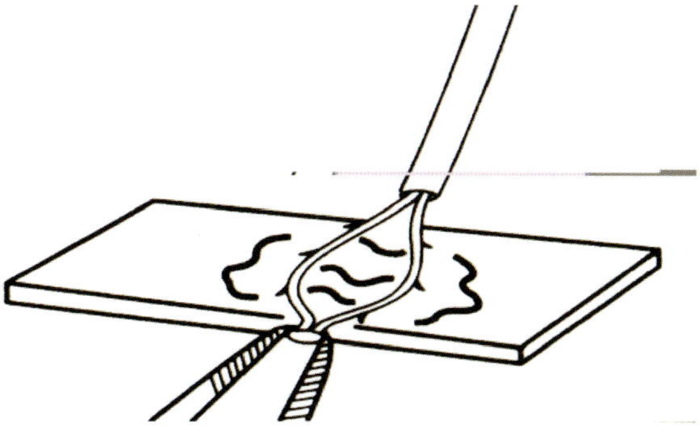

图 1-4　子宫内膜细胞涂片制作（上：液基细胞学；下：巴氏涂片）

腺癌和 1 例复杂性非典型增生被低估为非典型增生和复杂性增生，8 例为假阳性，敏感性为 96%，特异性为 98%，阳性预测值为 86%，阴性预测值为 99%。

北京大学第一医院妇产科 2010 年的数据表明，子宫内膜细胞学筛查子宫内膜癌的敏感度为 92.5%，特异度为 90.7%，假阴性率为 7.5%，假阳性率为 9.3%，阳性预测值为 59.7%，阴性预测值为 98.8%。ECT 作为子宫内膜癌 / 癌前病变的筛查方法，其准确性优于宫颈细胞学筛查宫颈癌。子宫内膜细胞学诊断子宫内膜癌的总符合度为 88.2%，灵敏度为 87.3%、特异度为 88.3%、阳性预测值为 41.9%、阴性预测值为 98.6%。

### （三）子宫内膜细胞学在绝经后妇女中的应用

北京大学第一医院的资料表明，绝经前妇女中 ECT 和诊刮取材满意度无明显差异，绝经后妇女中 ECT 取材满意度优于诊刮（95.7% vs 72.4%，$P < 0.001$），当子宫内膜厚度≤ 4 mm 时，诊刮取材满意度仅 53.3%，而 ECT 的取材满意度为 97.8%。单独 ECT 阳性、单独 TVS 阳性、ECT 和 TVS 阳性、ECT 或 TVS 阳性诊断子宫内膜癌 / 癌前病变的敏感性分别为 85.7%、83.9%、67.8%、96.4%，特异性分别为 84.5%、20.6%、88.6%、21.7%，阳性预测值分别为 64%、25.3%、65.5%、28.2%，阴性预测值分别为 94.8%、80%、89.6%、95%，诊断准确性分别为 84.8%、35.9%、83.5%、39.8%。因此，子宫内膜细胞采集器是绝经后妇女适宜的内膜取样方法，推荐绝经期妇女采用 ECT 单独筛查或 ECT+TVS 联合筛查，子宫内膜厚度≤ 4 mm 时，首选 ECT，同时 ECT 可作为诊刮取材失败的补充。未绝经妇女可采用 ECT 单独筛查。并因而提出了子宫内膜癌的三阶梯诊断方法，即采用子宫内膜细胞学或细胞学联合经阴道超声对城市地区 45 岁以上妇女和具有子宫内膜癌高危因素的妇女进行筛查，筛查阳性或临床高度可疑子宫内膜癌患者进行宫腔镜检查、组织病理学确诊。

### （四）ECT 的优势

1．与诊刮相比

（1）疼痛程度明显减轻、出血量明显减少，无须麻醉、镇痛和住院。

（2）内膜细胞学取材满意度不受子宫内膜厚度的影响，取材满意度常优于诊刮，可以作为诊刮的补救办法。

（3）由于子宫内膜细胞学取材的痛苦小，还可以用于有合并症不能耐受诊刮手术的患者。

（4）安全：无须反复进出宫腔，鲜有继发感染，由于是塑料管取材，发生子宫穿孔罕见。

（5）经过子宫内膜细胞学初筛，可避免不必要的诊刮：如绝经后宫腔积液，但子宫内膜薄；异常阴道出血，但超声提示子宫内膜菲薄等情况；可先做细胞学检查，如细胞学检查阴性，可以观察、随诊，避免不必要的诊刮。

（6）患者对诊刮有顾虑，可以考虑先行细胞学检查。

2．与宫颈细胞学相比

（1）准确性较高：多数报道子宫内膜细胞学筛查子宫内膜癌的准确性超过 80%，而宫颈细胞学检查的敏感性仅 60% ～ 70%，仍使宫颈癌发病率降低 90%；

（2）筛查人群仅限于有子宫内膜癌高危因素的人群或年龄超过 45 岁以上者，较宫颈癌筛查具有更好的社会卫生经济学效益。

（吴　成　张乃怿　杨　曦）

# 第二章
# 子宫内膜细胞学取材、制片及染色方法

通过细胞学筛查子宫内膜癌有两种方法：

1．间接取样法（indirect intrauterine sample，IIS）：通过宫颈脱落细胞涂片中子宫内膜细胞的形态进行判读诊断，但由于宫颈细胞涂片中的子宫内膜细胞均是经过较长时间才脱落到宫颈口外的，细胞形态会发生改变。同时，在子宫内膜癌病灶较大或有不规则出血时才有大量的子宫内膜细胞脱落，因此这种方法对子宫内膜癌检出的敏感性较低，一般报道为 30% 以下。

2．直接取样法（direct intrauterine sample，DIS）：采用特制的子宫内膜细胞取样器，在子宫内膜表面直接取材获取子宫内膜脱落细胞，通过对子宫内膜细胞形态的判读进行诊断，此种方法的敏感性相对较高。

应用于子宫内膜细胞学的细胞采集器最早出现于 1955 年，迄今为止，对子宫内膜细胞学（ECT）评价子宫内膜状态及诊断子宫内膜病变的研究已长达 50 余年。在 20 世纪 80 年代，多种子宫内膜细胞采集器先后问世并曾应用于临床，如 Endocyte、Endo-Pap、Isaacs’ Endometrial Cell Sampler 等，对各种取材器的临床应用进行评价，发现它们的取材满意率和诊断准确性均存在较大差异。因此，早期的 ECT 并未获得妇科医生和病理科医生的广泛认可，取材器也是其中的原因之一，因为其操作困难，且无法避免宫颈和阴道上皮细胞的污染；同时，早期的 ECT 多采用传统的直接涂片法，由于标本保存和制片技术的限制，造成细胞学医生之间诊断重复性不理想。直到 1993 年，美国印第安纳大学医学中心研发的 Tao Brush 被美国食品与药品管理局（FDA）正式批准应用于临床，并同时被认可应用于欧洲的 11 个国家。由于 Tao Brush 带有一个可回缩外套管结构的独特设计，有效避免了宫腔以外细胞的污染，并易于临床医生取材操作，才使得其逐渐被临床医生认可并得到广泛应用。在我们前期的科研工作和目前的临床工作中，所采用的子宫内膜细胞采集器是 2003 年由我国自主研制的（北京赛普九洲科技发展有限公司研制的 SAP-1）（图 2-1、图 2-2）。主要结构包括一外套管，管芯前端采集环长 25 mm，直径 3 mm，在宫腔采取标本前和取材后可将采集环藏于套管内，不致沾染宫腔以外的细胞，且套管上标有刻度，能大致评估细胞采集器进入阴道及宫腔内的长度。

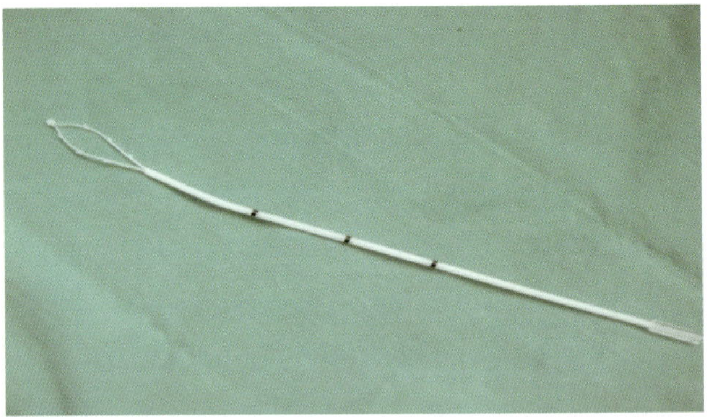

图 2-1 子宫内膜细胞采集器（北京赛普九洲科技发展有限公司研制的 **SAP-1**）

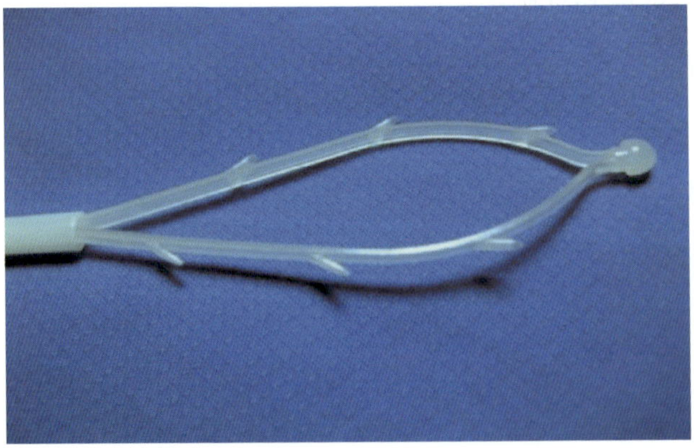

图 2-2 子宫内膜采集器：内芯环上带有 **6** 个小毛刺

目前国内市场上已有多种子宫内膜细胞取样器上市并投入临床使用，不管采用何种取样器，取材原则是尽可能取材全面，包括宫腔及两侧宫角部位，同时对子宫内膜造成的损伤较小。

## 一、子宫内膜细胞学适应证

1．子宫异常出血的患者。

2．子宫内膜癌高危风险女性进行子宫内膜癌筛查。子宫内膜癌的高危风险包括：

（1）年龄≥ 45 岁

（2）糖尿病

（3）肥胖

（4）高血压

（5）无孕激素拮抗的性激素使用史

（6）多囊卵巢综合征

（7）功能性卵巢肿瘤（分泌雌激素的卵巢肿瘤）

（8）无排卵型异常子宫出血

（9）初潮早

（10）不孕、不育

（11）他莫昔芬（三苯氧胺）治疗

（12）肿瘤家族史（尤其是子宫内膜癌或肠道肿瘤）

（13）卵巢癌和乳腺癌病史

3．不孕症女性子宫内膜评估。

4．子宫内膜病变患者的随访。

## 二、禁忌证

1．妊娠或疑为妊娠者。

2．有生殖道感染或炎症者。

3．先天性生殖系统异常，或有严重的宫颈管狭窄者。

4．有严重的不能忍受的腹痛。

5．宫腔严重变形或带宫内节育器者。

6．宫颈肿瘤患者。

## 三、取材前注意事项

1．除外患者有上述子宫内膜细胞学采集的禁忌证。

2．月经期不取材，取材的最佳时间为分泌期。

3．进行子宫内膜采集术，有可能出现少量出血、轻微疼痛等，在取材前需征得患者知情同意。

## 四、取材操作步骤

被检查者取膀胱截石位，常规消毒铺巾，放置窥阴器，消毒宫颈和阴道。将子宫内膜细胞采集器在外套保护下缓缓送入宫底（图 2-3），注意外套管上刻度，当感触及宫底时，回缩外套管，充分暴露采集环（图 2-4），在子宫腔内于子宫内膜表面轻柔地顺 / 逆时针方向转动内芯 10 ～ 15 周（图 2-5），回纳采集环，将采集器退出宫颈（图 2-6）。释放采集环于细胞保存液（Sure Path Preservative Fluid）小瓶中充分涮洗，标记患者姓名及取样日期等一般资料，常温保存制片。

## 五、制片及染色

### （一）采用液基细胞学进行子宫内膜细胞学制片

AutoCytePREP 系统（Tri-Path Imagining Inc.）为离心沉降式制片法，制片步骤简述如下。

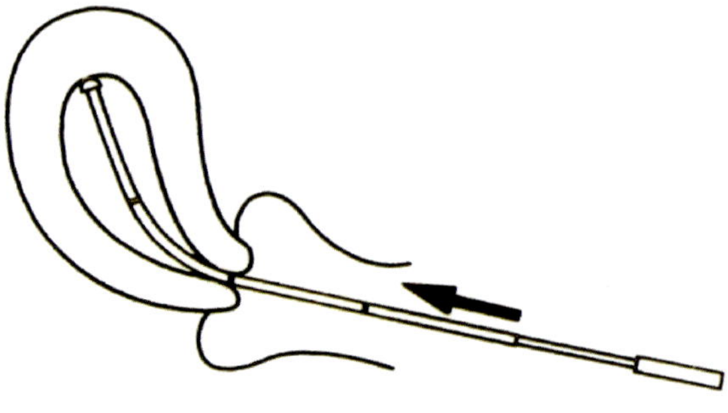

图 2-3　将子宫内膜细胞采集器在外套保护下缓缓送入宫底

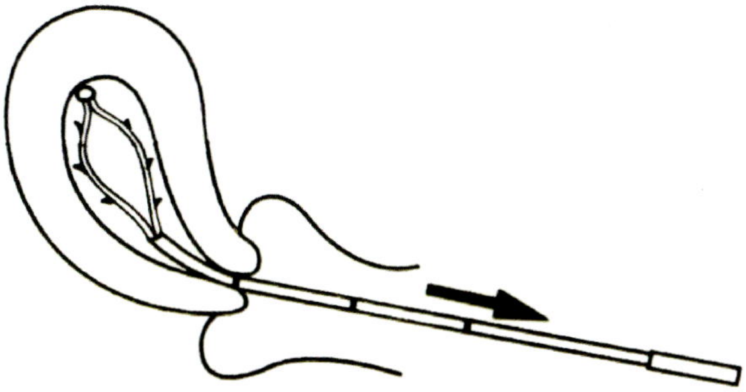

图 2-4　回缩外套管，暴露采集环

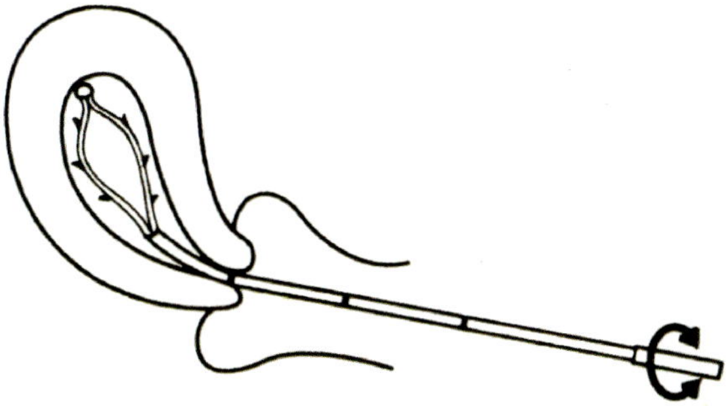

图 2-5　在子宫腔内于子宫内膜表面顺 / 逆时针方向转动 10 周左右

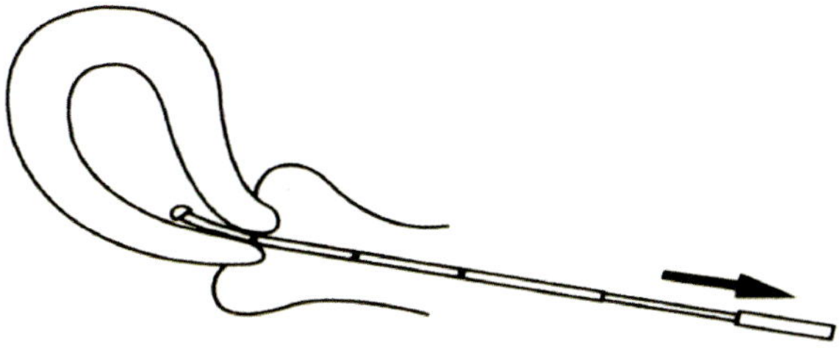

图 2-6　回纳采集环，将采集器退出宫颈

1．将 4 ml 层析液（PrepStain Density Reagent，BD Diagnostic）置于离心管中，使用 PrepStain Syringing Pipettes 充分混匀采集有子宫内膜细胞的保存液 10 ~ 15 s，吸取 8 ml 液体轻柔加入离心管的层析液上层。

2．离心管中的细胞学标本离心沉降（离心力 800g × 10 min15 s，200g × 2 min15 s）后，弃去上清以去除杂质和多余的炎细胞和血细胞。

3．将含有离心后细胞液的离心管置入自动制片机（PrepStain Slide Processor）制片并行巴氏染色，95% 乙醇固定后制成直径 13mm 的子宫内膜细胞学薄层涂片，常规行巴氏染色。

4．95%、100%、100% 梯度乙醇脱水，二甲苯透明，中性树胶封片。

### （二）子宫内膜细胞学染色采用巴氏染色法

染色步骤如下：

1．用自来水轻轻洗去固定好的涂片中多余的乙醇，洗涤时动作一定要轻柔，避免水直接冲击标本，然后置于蒸馏水中 1 ～ 2 min，目的是为了保护苏木精，以免产生沉淀。

2．将玻片放入 Harris 苏木素 3 ～ 5 min 至胞核着色明显为止，然后用自来水冲洗，这步染色时间长短可根据染液着色能力、室内温度等进行调整。

3．浸于 1% 盐酸乙醇溶液中。这步主要是起分化作用：即去掉胞质内多余的苏木素，如细胞核同样有过染色现象，也会将胞核内多余的苏木素去除。

4．置于 1% 饱和碳酸锂溶液中 30 s 左右，这一步是碱化，返蓝至细胞核转为蓝色为止。之后用自来水洗净，避免自来水直接冲到涂片上，冲洗不当，会使细胞脱落。

5．依次放入 80% 乙醇、95% 乙醇溶液中各 2 min 进行脱水。

6．将玻片置于 $EA_{50}$ 染液中 5 ～ 10 min，至胞质着色鲜明为止，时间长短根据染液着色力和染料配制的时间长短而定。

7．用 95% 乙醇洗涤玻片两次，去掉多余的 $EA_{50}$ 染料，再置于无水乙醇中。最后放入二甲苯中进行透明，用中性树胶封片。

（陈　锐　杨　曦）

# 第三章
# 子宫的基本解剖和组织学以及子宫内膜细胞学诊断基础

## 一、子宫的基本解剖

子宫位于盆腔内，与膀胱和直肠相邻，成年人的子宫呈前后略扁的倒置梨形，长 7 ～ 8 cm，宽 4 ～ 5 cm，厚度 2 ～ 3 cm，重 50 ～ 70 g。子宫上部较宽称宫体，上端隆突部分称宫底，宫底两侧为宫角，与输卵管相通。子宫下部较窄呈圆柱状的为宫颈，长 2.5 ～ 3 cm。宫腔为上宽下窄的三角形，在宫体与宫颈之间的狭窄部分为子宫峡部，在妊娠期子宫峡部生长迅速，成为妊娠子宫下段的大部分。

宫体壁由 3 层组织构成，外层为浆膜层，中间层为肌层，内层为子宫内膜。子宫浆膜层为覆盖宫体底部及前后面的腹膜，向前反折覆盖膀胱形成膀胱子宫陷凹。在子宫后面，至宫颈后反折向直肠形成直肠子宫陷凹。子宫体肌层厚，由交织排列的螺旋状平滑肌纤维和弹力纤维组成，邻近子宫内膜部位的肌纤维比近浆膜部位的排列更加紧密。子宫内膜由功能层和基底层组成，上 2/3 的子宫内膜受周期性卵巢激素的影响，能发生周期性变化为功能层，下 1/3 子宫内膜无周期性变化为基底层，基本不受卵巢激素影响。

## 二、子宫内膜组织学

在正常月经周期中，由于卵巢产生的各种激素水平的变化，子宫内膜呈现一系列连续的生理性变化。包括三个时相，增生期（proliferative phase）、分泌期（secretory phase）和月经期（menstrual phase）。增生期主要受雌激素的影响，分泌期主要受孕激素的影响。根据子宫内膜随激素渐变的特点，增生期和分泌期又可各自分为早期、中期和晚期。

### （一）增生期

在雌激素的作用下，子宫内膜腺上皮和间质成分呈现增生状态，一般持续两周，但时间长短可以有很大不同。

1．增生期早期　在月经周期第 5 ~ 7 天，一般月经期后立即进入增生期早期，此期子宫内膜较薄，伴有少量小而直的腺体。腺上皮细胞呈立方形或低柱状，间质较致密，间质中的小动脉较直、壁薄。

2．增生期中期　在月经周期第 8 ~ 10 天，此时腺体数量增多、变长、略弯曲；腺上皮细胞增生活跃呈柱状，偶可见核分裂象。

3．增生期晚期　在月经周期第 11 ~ 14 天，内膜增厚，表面高低不平呈波浪形；腺体形状更长，呈弯曲状；腺上皮细胞高柱状，核分裂象增多；间质内小动脉略呈弯曲状，管腔增大。

### （二）分泌期

黄体形成后，在孕激素的作用下，子宫内膜呈现分泌反应。

1．分泌期早期　在月经周期第 15 ~ 19 天，此期内膜腺体更长，迂曲更明显；腺上皮细胞的核下开始出现含糖原的空泡，间质水肿，螺旋小动脉继续增生。

2．分泌期中期　在月经周期第 20 ~ 23 天，子宫内膜较之前更厚并呈锯齿样。有分泌功能的腺上皮细胞的核下空泡转移至核上，且空泡内的糖原分泌入腺腔；此时子宫内膜间质更加水肿、疏松，螺旋小动脉进一步增生、卷曲。

3．分泌期晚期　在月经周期第 24 ~ 28 天，子宫内膜进一步增厚呈海绵状，间质更加疏松、水肿，表面上皮细胞下的间质发生蜕膜样变形成前蜕膜细胞。螺旋小动脉更长、更弯曲，管腔扩张。

### （三）月经期

在月经周期第 1 ~ 4 天。如果在排卵后 10 天没有发生妊娠，卵巢黄体衰竭，雌激素、孕激素水平迅速下降，使子宫内膜中前列腺素的合成活化。前列腺素刺激子宫肌层收缩导致功能层的螺旋小动脉持续痉挛，内膜血流减少，组织变性、坏死、脱落，血管破裂，最终形成月经血。

## 三、正常子宫内膜成分

子宫内膜是由腺体、间质和血管组成的，但各种成分的形态和结构不是一成不变的。在整个月经周期中，随着卵巢分泌激素水平变化的影响，腺体、间质等成分发生相应的形态和结构改变。对于子宫内膜是处于正常的生理状态或是发生增生癌变等病理情况的判断主要关注子宫内膜腺体情况，包括腺体结构、腺体/间质比等。子宫内膜在子宫角部位与输卵管黏膜相连，下端与子宫颈内膜相连。子宫内膜与输卵管黏膜的交界通常是截然的，虽然交界处的精确位置会略有不同，偶尔可能发现从子宫角处向上若干厘米的输卵管由子宫内膜被覆。然而，在子宫内膜与子宫颈内膜的交界处，是由一种类型的黏膜向另一种类型的黏膜逐渐转变，这种转变的距离有时超过 1 cm，此处为子宫内膜峡部，由具有子宫内膜和宫颈内膜两者形态特征之间的腺体组成，这些腺体受到卵巢激素的影响较小。子宫体和宫底的子宫内膜形态特征一般一致，从一个区域到另一个区域的表现几乎没有差异。

子宫内膜基底层临近子宫肌层，由管状腺体组成，偶尔有分支结构，内衬单层或假复层上皮，间质深染而又密集，但无论处于月经期哪一时相，基底层的腺上皮都没有分泌活性，腺体和间质细胞都没有或仅有少数核分裂象。基底层各种成分基本不受卵巢激素的影响。功能层又可进一步分为表面的致密层和较深的海绵层，两者的区别只在分泌期晚期才变得明显。海绵层由具有最大分泌活性的腺体组成，大部分区域为伴有扩张腺腔的腺体，海绵层的间质对激素的反应较小，除了紧贴螺旋小动脉的间质以外，不发生很好的蜕膜反应。致密层是子宫内膜最表面的一层，由丰富的间质和少量的腺体组成，腺体成分是小而直的，几乎没有分泌活性，但间质对激素有良好的反应，伴有明显的蜕膜反应。

### （一）上皮

正常的子宫内膜上皮包括表面上皮和腺上皮（图 3-1），由柱状上皮细胞构成（图 3-2）。

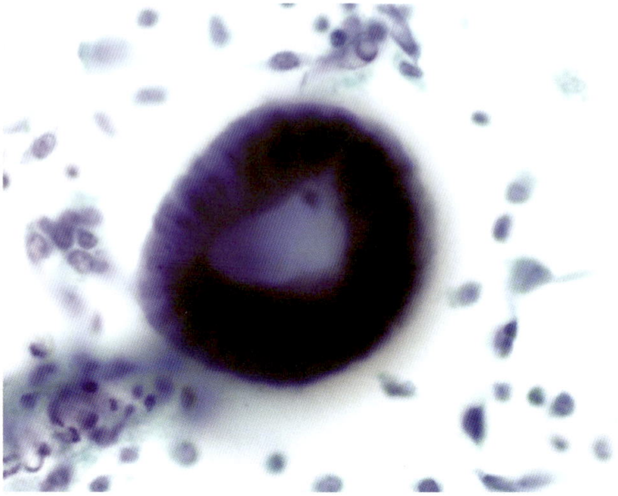

图 3-1 圆环状腺样细胞群落，也称腺腔样群落，可见腺腔样结构（×40，巴氏染色）

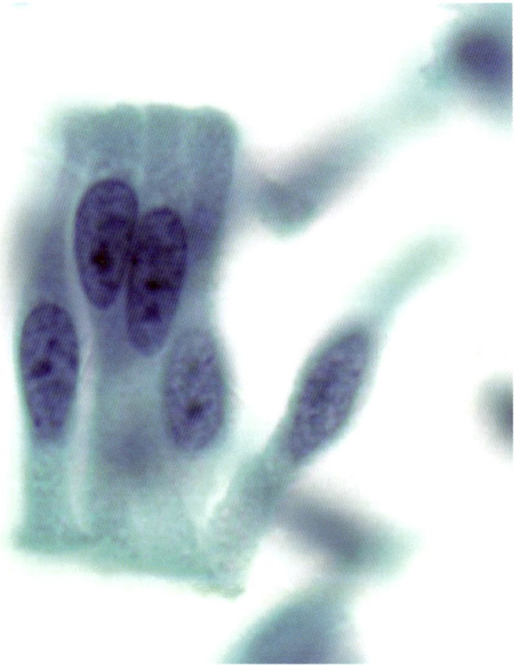

图 3-2 高柱状腺体上皮细胞，细胞核卵圆形，染色质匀细（×100，巴氏染色）

1．表面上皮

被覆宫腔表面的上皮细胞与子宫内膜腺体上皮细胞相延续，两者形态学上相似。表面上皮由单纯柱状上皮细胞覆衬，包括功能性柱状上皮细胞和纤毛细胞，细胞呈高柱状，胞核圆 / 卵圆形，染色质细腻、分布均匀，核位于细胞底部。与腺上皮细胞相比，表面上皮的周期性变化不明显。

2．腺上皮

子宫内膜腺体中的腺上皮细胞有 3 种类型：分泌细胞、纤毛细胞和透明细胞。

（1）分泌细胞：在子宫内膜腺体上皮中主要为分泌细胞，其细胞形态随月经周期时相不同而不同，主要受孕激素影响。在分泌期早期分泌细胞呈柱状，胞质丰富，细胞核圆 / 卵圆形、染色质淡染、分布均匀，可见小核仁，在细胞核下可见大小不等的分泌空泡，核 / 质比较增生期低；在分泌中期，胞质更加丰富，核下空泡转移至核上；至分泌晚期，可见胞质中无空泡的分泌细胞，胞质边缘常不光整；无核分裂象。

（2）纤毛细胞：常见于接近宫角和朝向宫颈内膜的部位，在表面上皮相当常见。纤毛细胞核中位，圆形，胞核光整，染色质细腻，可见清楚小核仁，胞质丰富、透亮、边缘清楚，纤毛位于细胞表面。纤毛细胞虽然是子宫内膜的正常成分，但对雌激素敏感，易受到雌激素的影响，在雌激素增加的情况下如单纯性增生也很常见（图 3-3、图 3-4）。

（3）透明细胞：非常少见，被认为是纤毛细胞的前体，常见于增生期和囊性增生的子宫内膜。

## （二）间质

间质细胞起自多潜能间叶细胞，子宫内膜间质细胞的形态学在整个月经周期中有明显不同的变化。增生期的间质细胞小而密集，伴有卵圆 / 梭形深染的细胞核，细胞质较少。到达增生期晚期，间质细胞密度减低，细胞核轻度增大。在分泌期的后半阶段，子宫内膜间质出现不明显的分层结构，致密层的间质细胞进行性地出现蜕膜改变，变成具有空泡状核和丰富淡染胞质的细胞。“前蜕膜”和“假蜕膜”常用来描述子宫内膜间质细胞对孕激素反应的形态学变化，而“蜕膜”用于描述妊娠的

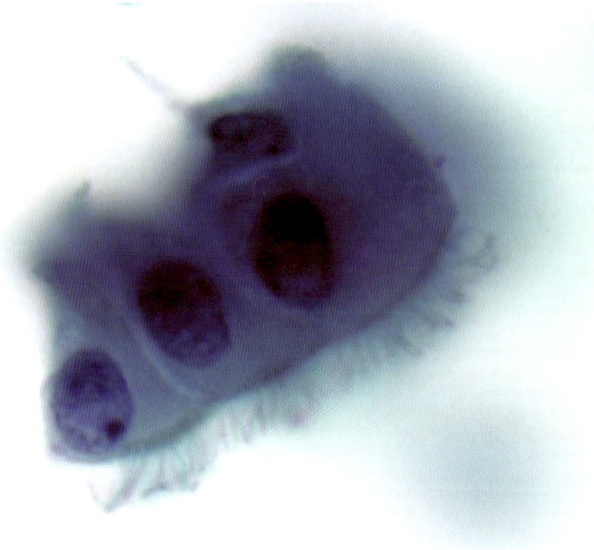

图 3-3 纤毛细胞（×100，巴氏染色）

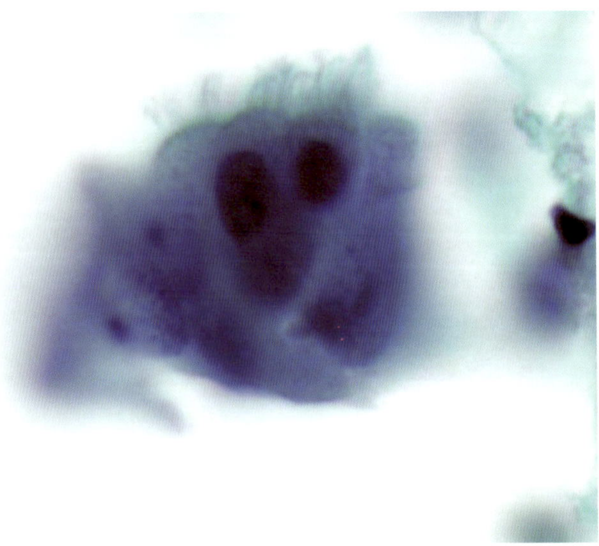

图 3-4 纤毛细胞：细胞呈高柱状，核椭圆形、染色质细腻，在细胞的表面可见纤毛（×100，巴氏染色）

变化。通常情况下，妊娠时的蜕膜改变是广泛而一致的，但在月经周期中，相当比例的间质细胞仅有轻度或部分改变。蜕膜改变最初在邻近螺旋小动脉的部位明显，到分泌期晚期和妊娠期这种变化变得均匀一致。位于子宫内膜深处的间质细胞和海绵层腺体之间的间质细胞几乎无蜕膜改变，即使有也很轻微。

间质细胞可大致分为以下几类：

（1）非蜕膜间质细胞：可成团出现，有多种形态学表现，细胞核可呈圆形/卵圆形、梭形或纤维形，染色质淡染、分布均匀（图 3-5、图 3-6、图 3-7）。

（2）前蜕膜间质细胞：特征为在螺旋小动脉周围的间质细胞增大，胞质边缘不清，细胞核圆形/卵圆形，染色质匀细，可见小核仁（图 3-8、图 3-9）。

（3）蜕膜间质细胞：典型的蜕膜化间质细胞呈多角形，胞质丰富，边缘清楚锐利，细胞核位于中央、圆形/卵圆形，染色质致密，核仁明显。

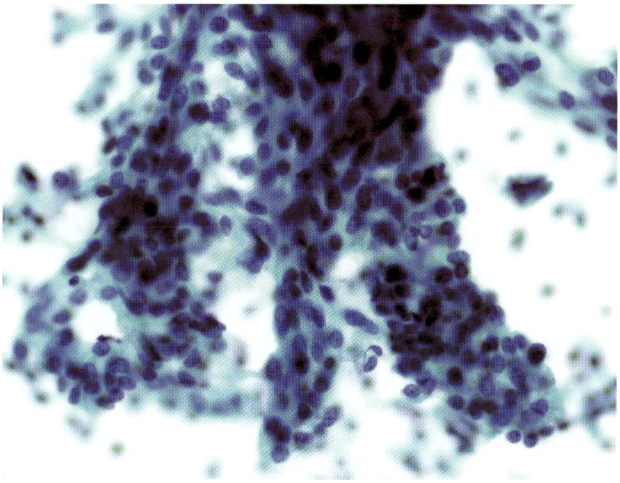

图 3-5 可见梭形间质细胞，胞质少、边缘不清，染色质淡染匀细，细胞排列不规则（×40，巴氏染色）

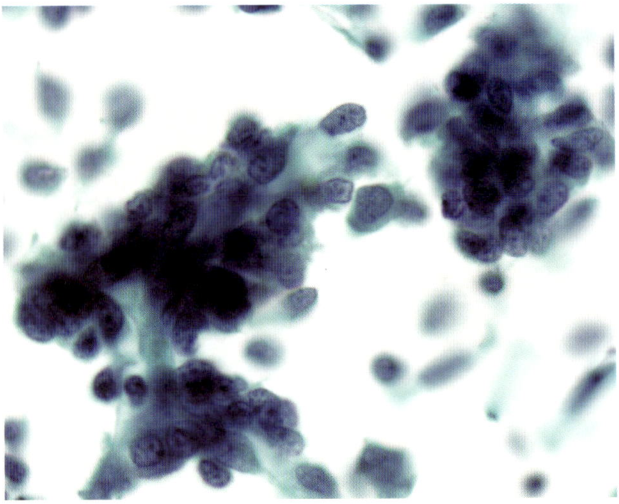

图 3-6 间质细胞（×100，巴氏染色）

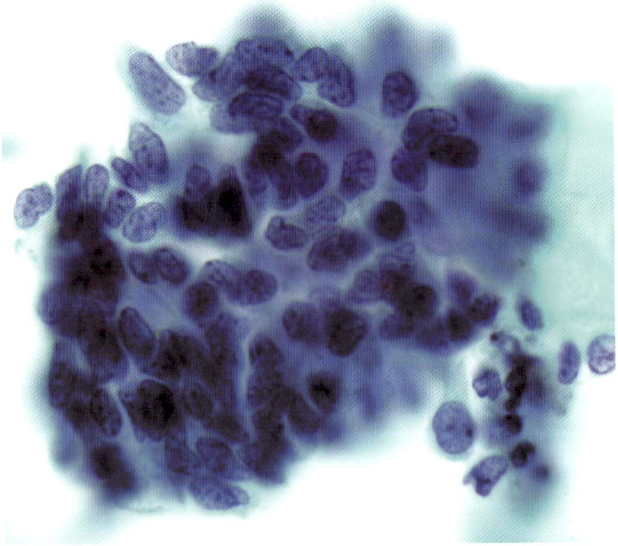

图 3-7 间质细胞聚集：可见成堆的间质细胞，核形态稍皱缩，间质细胞胞质少（×100，巴氏染色）

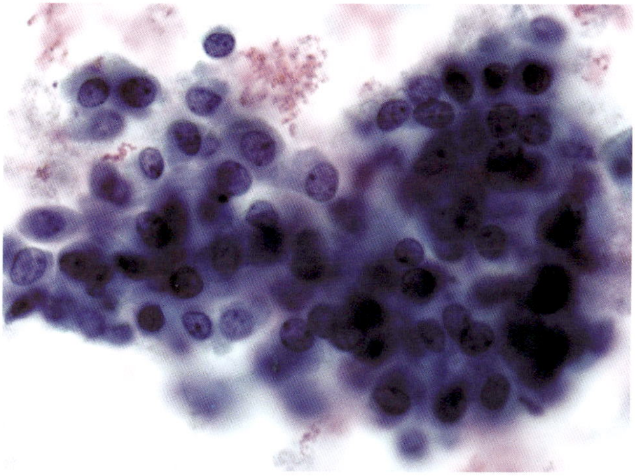

图 3-8　前蜕膜样间质细胞（×100，巴氏染色）

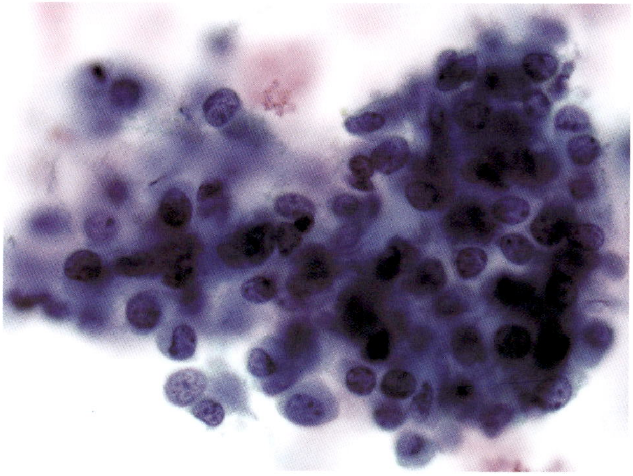

图 3-9　前蜕膜样间质细胞（×100，巴氏染色）

（4）间质泡沫细胞和多核组织细胞：特征是有丰富的泡沫状胞质，核呈圆形，位于中央，无吞噬作用（图 3-10、图 3-11、图 3-13）。当在涂片中见到大量泡沫细胞时，要仔细寻找，警惕子宫内膜肿瘤的存在。在萎缩的子宫内膜细胞涂片中常可见多核组织细胞，细胞核数个至数十个不等（图 3-12、图 3-13）。

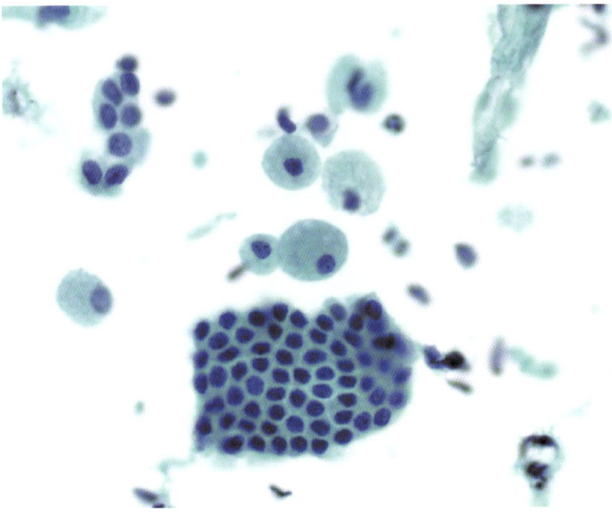

图 3-10 泡沫细胞（×40，巴氏染色）

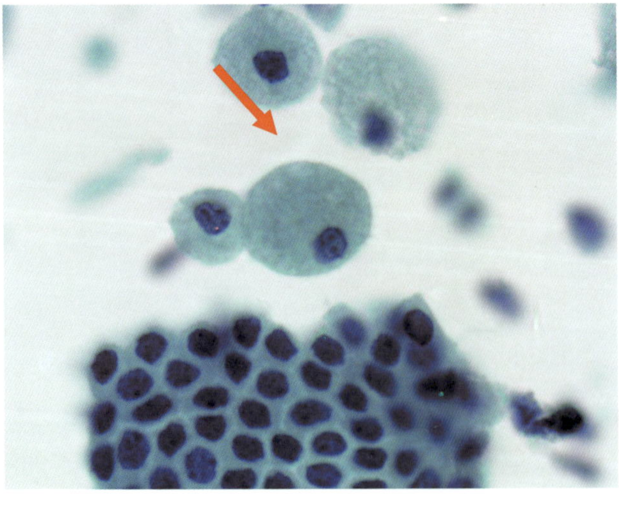

图 3-11 泡沫细胞：胞质多呈泡沫状，细胞核小常位于细胞中央，正常子宫内膜（萎缩改变）中比较常见，图片的下面为片状群落（×100，巴氏染色）

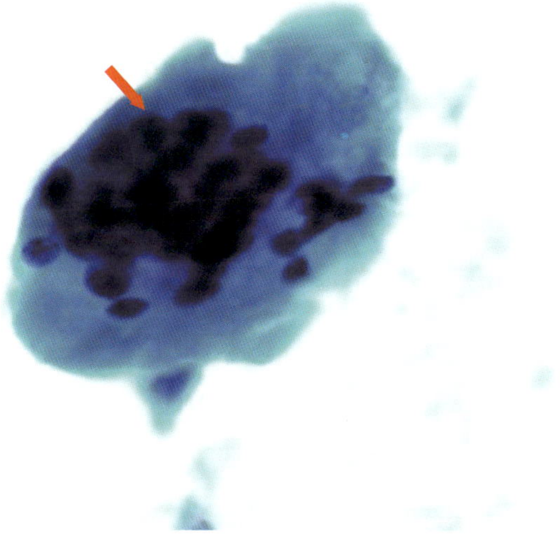

图 3-12　多核组织细胞（×100，巴氏染色）

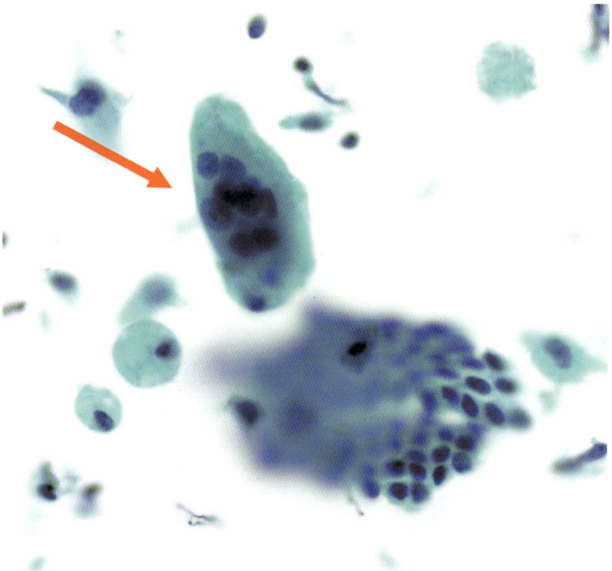

图 3-13　泡沫细胞和多核组织细胞：正常子宫内膜（萎缩改变）中，常见泡沫细胞，多核组织细胞及小片状群落（×40，巴氏染色）

### （三）淋巴细胞和多形核白细胞

淋巴细胞以核深染为特征，圆形，细胞核通常呈肾形，正常情况下可出现在月经周期后半期的子宫内膜间质中，细胞质中含有不同大小的嗜酸性颗粒。在分泌期晚期，淋巴细胞数量明显增加，主要是通过局部增生。正常子宫内膜直到月经期才有多形核白细胞出现，在月经周期的其他时间如出现白细胞，则提示可能为子宫内膜炎症。

### （四）血管

子宫内膜的动脉血液供应来自放射状动脉，放射状动脉在接近子宫内膜 - 子宫肌层交界处分支，形成基底动脉，当这些动脉通过子宫内膜功能层上行达到内膜表面时，形成螺旋小动脉。螺旋小动脉在不同的卵巢激素作用下发生相应的改变，在增生期螺旋小动脉几乎没有卷曲，且局限于功能层较深的位置；分泌期在孕激素的影响下螺旋小动脉发生卷曲，在月经期前卷曲最显著（图 3-14、图 3-15）。

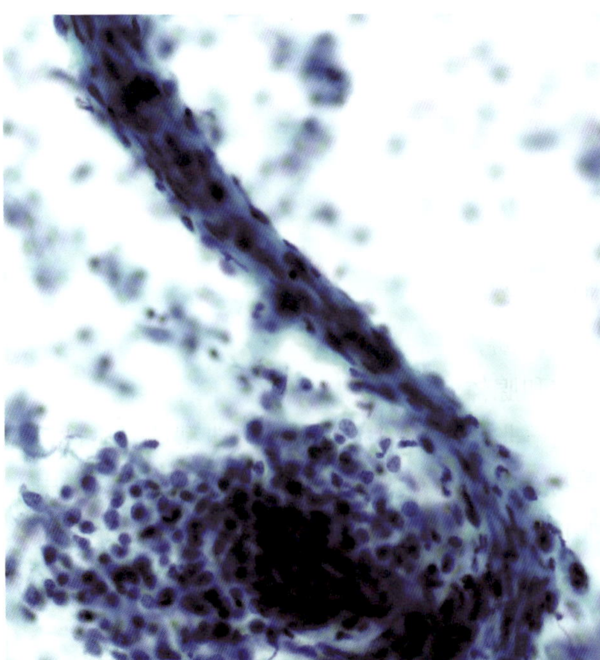

图 3-14　血管（×40，巴氏染色）

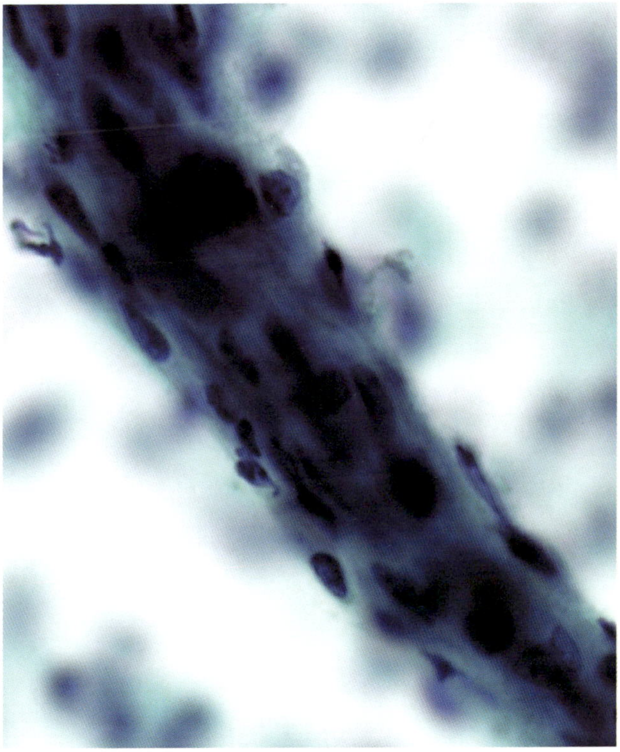

图 3-15　长梭形的血管平滑肌细胞（×100，巴氏染色）

## 四、子宫内膜细胞学诊断基础

国际妇科病理医师协会（ISGP）和世界卫生组织（WHO）对于子宫内膜组织学的诊断，将组织结构特征和细胞学特征均纳入评估标准，在评估腺体结构和腺体 / 间质比的基础上，根据细胞学特征将病变进一步划分为有细胞学非典型性和无细胞学非典型性。由此可见，组织结构特征和细胞学特征在子宫内膜病变诊断中均有重要作用。子宫内膜细胞学虽为一种细胞学检查，但在涂片中也保留了一定的类似组织结构特征，子宫内膜腺细胞的特殊排列在细胞学涂片中称为细胞群落。对子宫内膜病变的诊断，在细胞学涂片中需观察：

（1）整张涂片的一般情况，包括细胞数量和背景情况；

（2）细胞群落，评估群落大小，以及群落形态；

（3）观察单个细胞，评估细胞核大小、形状、染色质、核仁等情况；

（4）整张涂片中间质细胞的情况，包括数量，有无异形性等。

## （一）满意的子宫内膜细胞学涂片

在子宫颈细胞学诊断系统中，要求在液基细胞学涂片中至少要有保存完好的鳞状上皮细胞 5000 个。在子宫内膜细胞学涂片中满意的子宫内膜细胞学标本应具备以下条件：

（1）标记明确；

（2）相关临床资料准确、完全；

（3）有足够数量保存完好的子宫内膜腺上皮细胞（除萎缩期内膜外均应包括至少 10 个子宫内膜细胞群落）；

（4）有异常细胞的标本均判定为满意标本。

出现以下情况之一将判定为不满意细胞学标本：

（1）缺乏明确标记；

（2）玻片破碎无法修复；

（3）细胞过度重叠，血液、炎细胞、黏液覆盖内膜细胞；

（4）标本固定差，过度干燥，污染等因素影响 75% 以上腺细胞观察（图 3-16 ～图 3-21）。

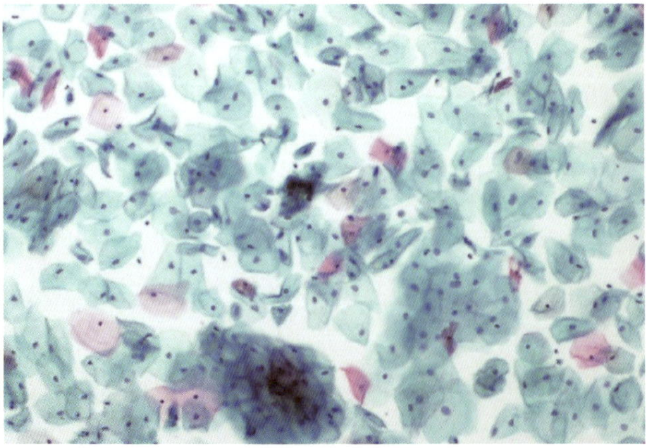

图 3-16　涂片中可见大量鳞状上皮细胞，而未见子宫内膜细胞成分（×10，巴氏染色）

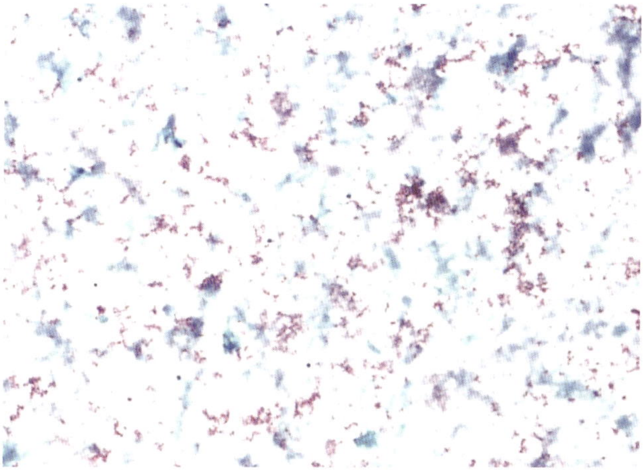

图 3-17　涂片背景中可见大量的陈旧性出血和黏液成分，而未见子宫内膜细胞成分（×10，巴氏染色）

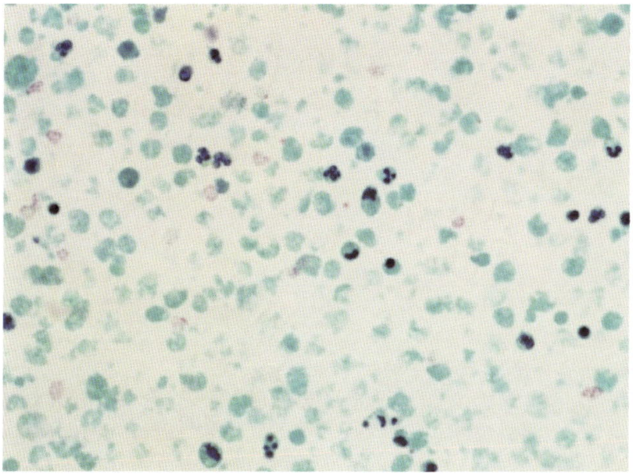

图 3-18　涂片中可见少量中性粒细胞和大量无定型物质，未见子宫内膜上皮成分（×40，巴氏染色图）

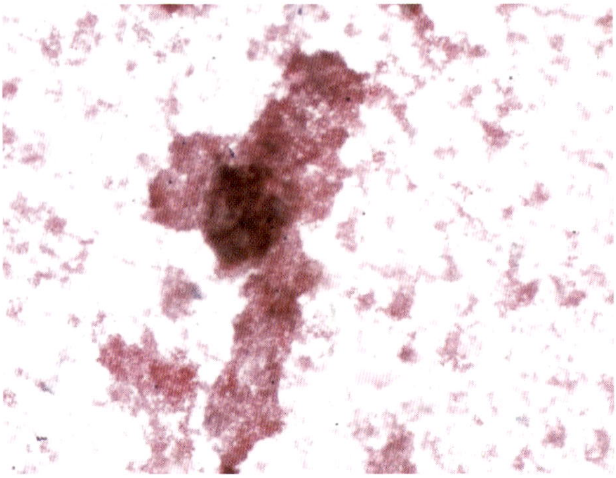

图 3-19 涂片背景中大量的陈旧性血液碎片，未见子宫内膜细胞成分（×10，巴氏染色）

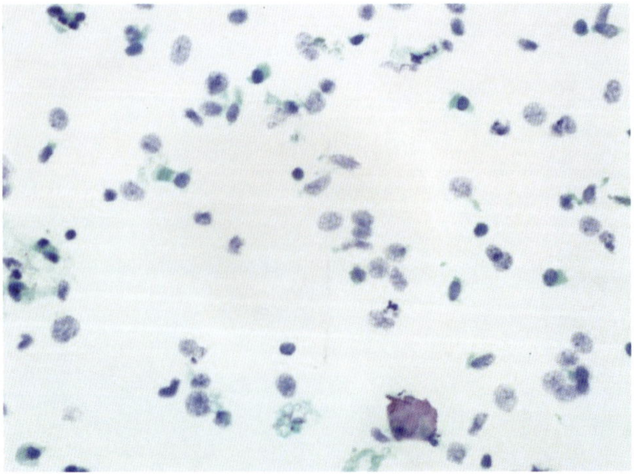

图 3-20 子宫内膜上皮细胞退变，细胞形态和胞核形态无法评价（×40，巴氏染色）

### （二）涂片背景

子宫内膜细胞学涂片背景有助于诊断判读，如整张涂片背景清晰、干净，细胞形态一致者多提示正常子宫内膜或良性病变（图 3-22 至图 3-25）；如背景“肮脏”、周围细胞形态多样者多提示可能为非典型增生

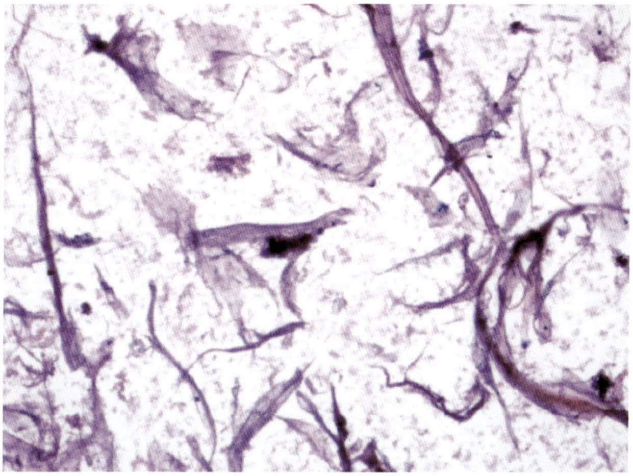

图 3-21　大量黏液，未见明显子宫内膜上皮成分（×20，巴氏染色）

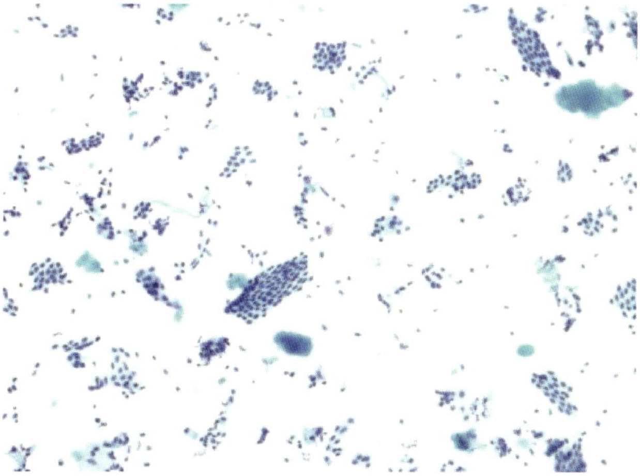

图 3-22　正常子宫内膜细胞涂片（萎缩改变）背景清晰，可见散在的子宫内膜细胞小群落，细胞萎缩变小，细胞之间间隔大（×20，巴氏染色）

或恶性病变（图 3-26、图 3-27、图 3-28）。有重度炎症时（图 3-23），由于大量炎细胞可能会掩盖肿瘤细胞的存在，此时应仔细观察涂片，结合其他特征做出诊断。

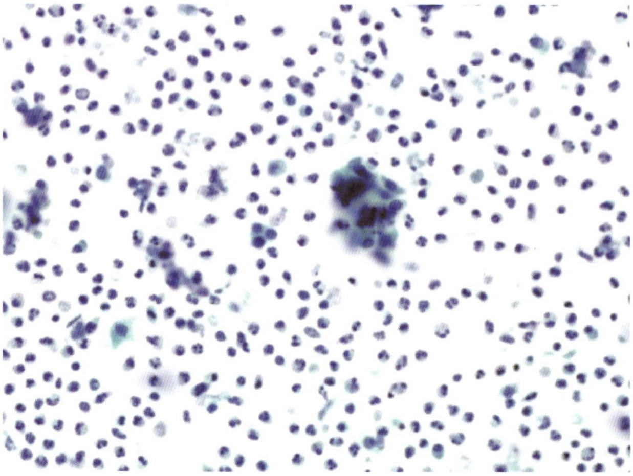

图 3-23 炎性背景：可出现在子宫内膜炎，宫腔积脓，少数子宫内膜癌的子宫内膜细胞学涂片中，背景中以渗出的多形核白细胞为主，散在的子宫内膜上皮细胞（×40，巴氏染色）

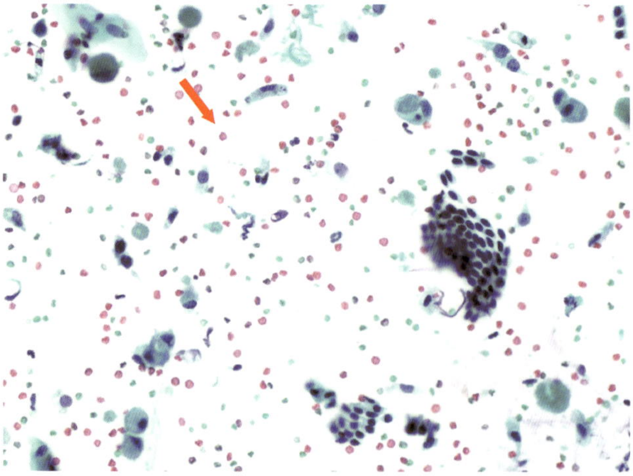

图 3-24 新鲜出血：涂片背景中见到形态完整的成熟红细胞（红色箭头处）（×40，巴氏染色）

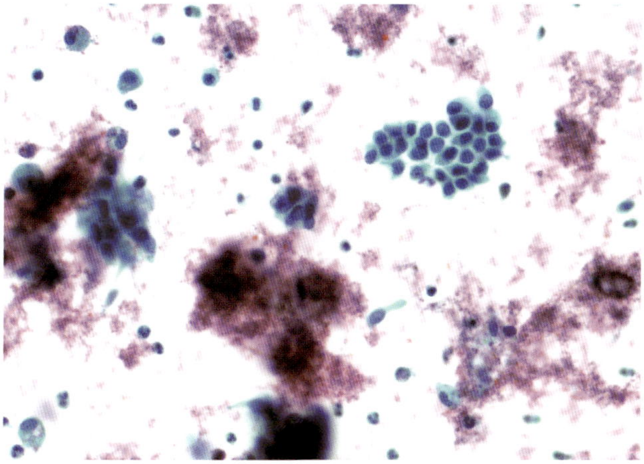

图 3-25　陈旧性血性背景：细胞学涂片背景可见大量的红细胞碎片（×40，巴氏染色）

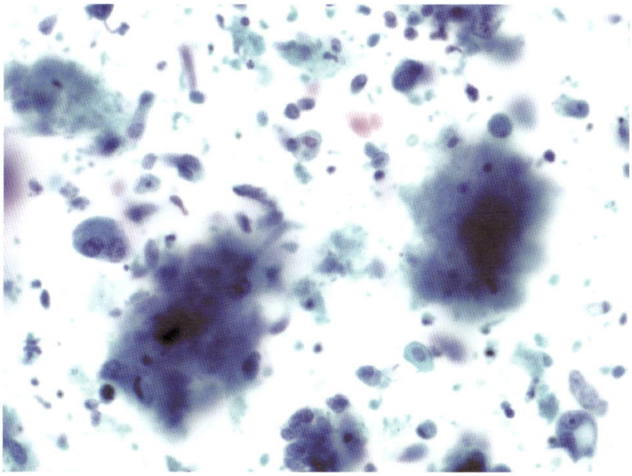

图 3-26　涂片背景中可见黏液絮状无定形物质等，“肮脏”背景，细胞学诊断：可疑子宫内膜癌；组织病理学诊断：癌肉瘤（×40，巴氏染色）

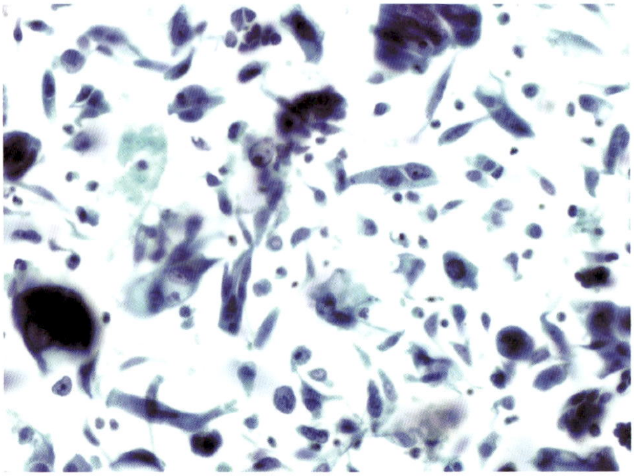

图 3-27 多相背景。细胞散在或小群落，形态多样（×40，巴氏染色）

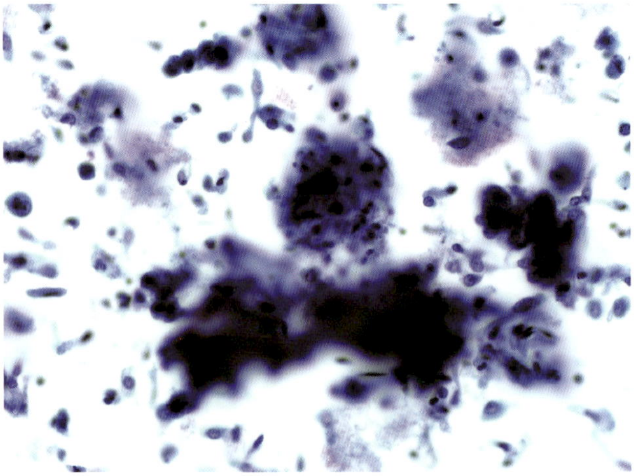

图 3-28 肿瘤素质样背景。细胞学诊断：可疑子宫内膜癌；组织病理学诊断：高分化子宫内膜样腺癌（×40，巴氏染色）

### （三）细胞群落

细胞群落根据其细胞数量多少大致可分为大、中、小群落，有作者将大群落定义为群落中细胞数量＞200 个，中等群落细胞数量在 50 ~ 200 个之间，小群落为细胞数量＜50 个。细胞群落的大小对子宫内膜病变诊断有一定价值。通常在正常子宫内膜或良性子宫内膜病变涂片中以大至中等细胞群落为主，细胞之间黏附性较好，随着子宫内膜病变的进展，在子宫内膜癌中由于细胞异常增生而致细胞间黏附力下降，涂片中通常以小的细胞群落或散在的单个细胞为主。

细胞群落的形态可见管型细胞群落、片状细胞群落、球状细胞群落、伴有出芽或分支的不规则细胞群落等。通常情况下，正常子宫内膜细胞涂片中以规则的细胞群落为主，群落边缘光滑、细胞排列规则，在细胞群落周围可见散在或成片的子宫内膜间质细胞。随着腺体增生情况的进展，群落变得边缘不规则，可伴有出芽或分枝结构，以及细胞“逃逸”现象，也可见某些特殊表现的形态如褴褛状、筛网样、锐角形、乳头形、腺泡状和菊团状等细胞排列，周围很少见间质细胞（图3-29～图3-46）。

### （四）细胞排列和形态

正常子宫内膜或良性病变中的上皮细胞通常为单层排列（图3-47），增生期子宫内膜可见上皮细胞呈假复层排列（图3-48），细胞轻度拥挤，但染色质正常，细胞极向一致（图3-49）；恶性子宫内膜涂片中细胞排列拥挤、重叠（图3-50）、失去正常的排列极向（图3-51），同时伴有细胞核增大、大小不一、染色质增粗、核膜增厚，出现核仁等表现（图3-52～图3-56）。

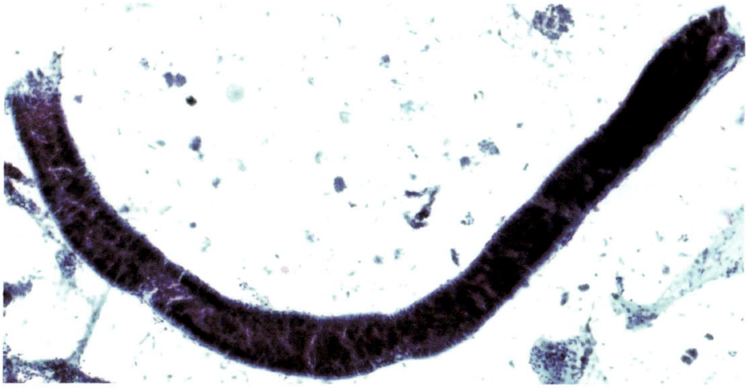

图3-29　管形群落：长、直、窄的特点（×10，巴氏染色）

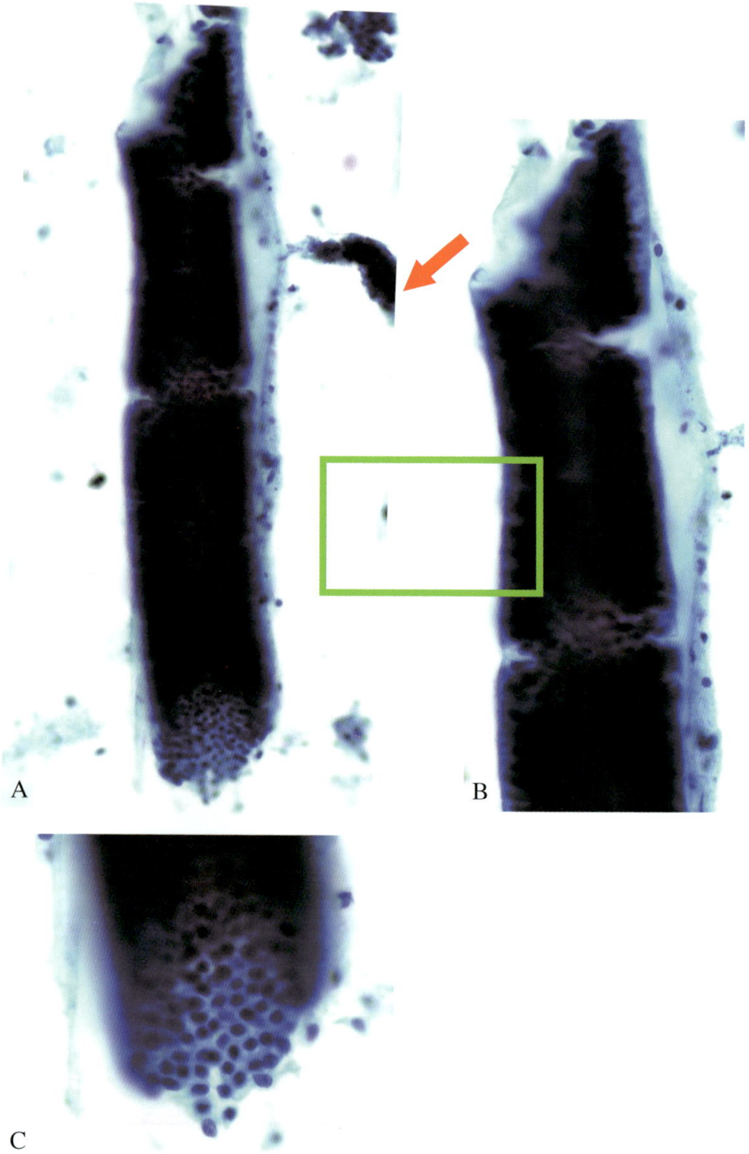


图 3-30 正常子宫内膜细胞学涂片中，管形上皮群落常见，**A** 图（×**20**，巴氏染色）管形上皮群落笔直；**B** 图（×**40**，巴氏染色）基底膜偶尔可见；**C** 图（×**40**，巴氏染色），绿色方框部位放大后，可见子宫内膜细胞排列呈单层，胞核间的间隙规则，细胞形态大小一致

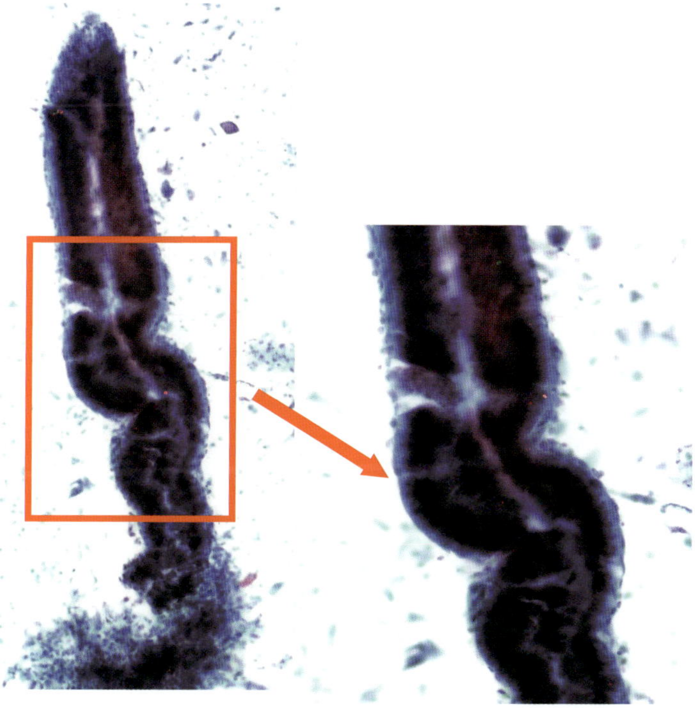

图 3-31　管形群落，略弯曲。细胞学诊断：未见上皮内病变及恶性肿瘤细胞；组织病理学诊断：增生期子宫内膜。左图：×20，巴氏染色。右图：×40，巴氏染色

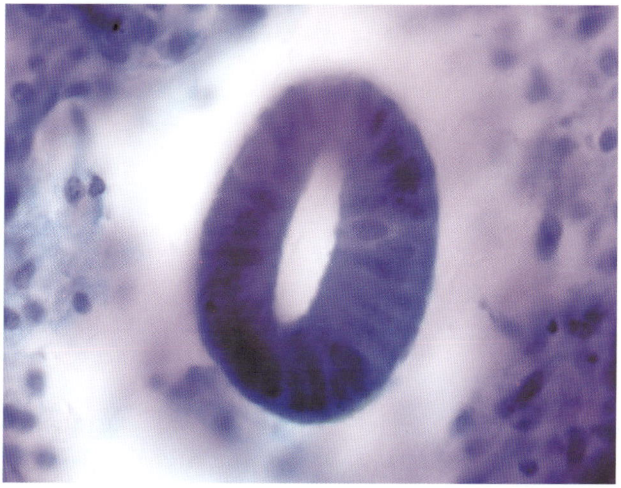

图 3-32　腺样群落：圆环状腺样群落也称腺腔样群落，是子宫内膜细胞涂片中常见群落表现（×40，巴氏染色）

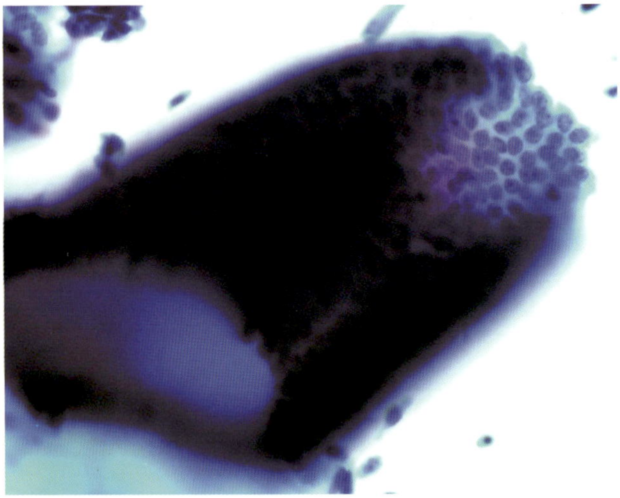

图 3-33 腺样群落（×40，巴氏染色）

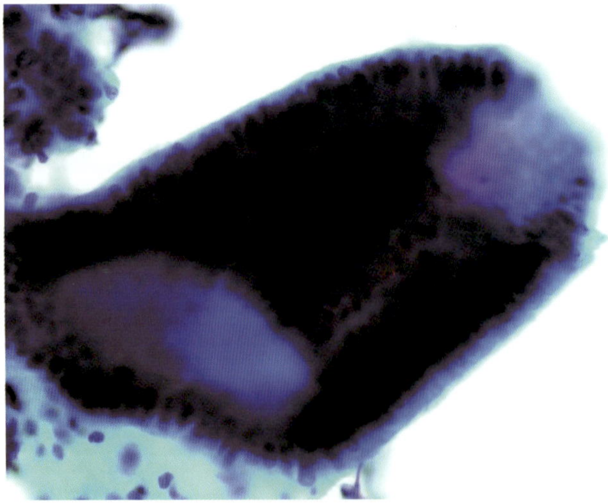

图 3-34 腺样群落，可见子宫内膜上皮细胞排列紧密，细胞形态规则。调节显微镜微调后可见腺样群落的边缘光滑（×40，巴氏染色）

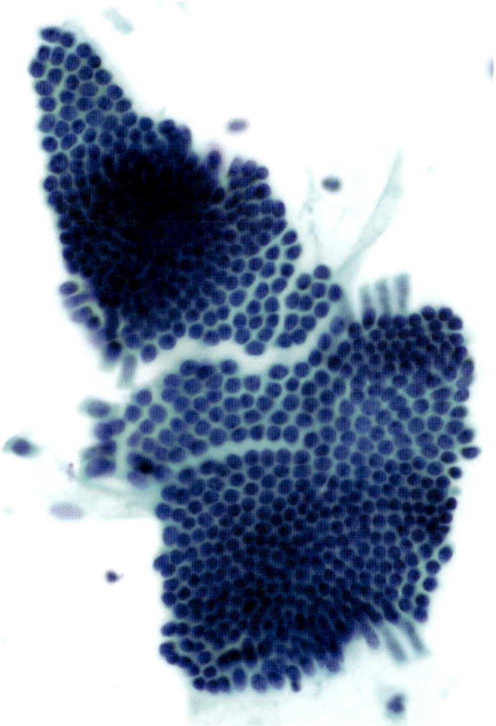

图 3-35　片状上皮细胞群落（×40，巴氏染色）

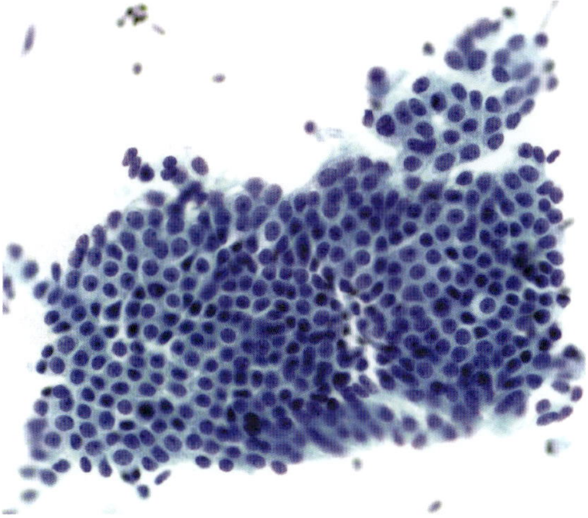

图 3-36　片状上皮细胞群落，群落中的细胞核间隙规则，细胞形态显示清晰，片状群落不出现明显的向内折叠和卷曲。细胞学诊断：未见恶性细胞；组织病理学诊断：萎缩期子宫内膜（×40，巴氏染色）

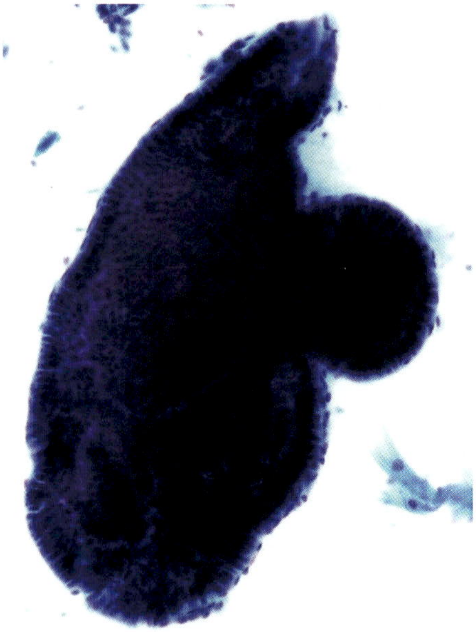

图 3-37 管形群落扩张和突出：管形群落最常见的改变是腺体扩张膨大和有分支向群落外凸出（×20，巴氏染色）

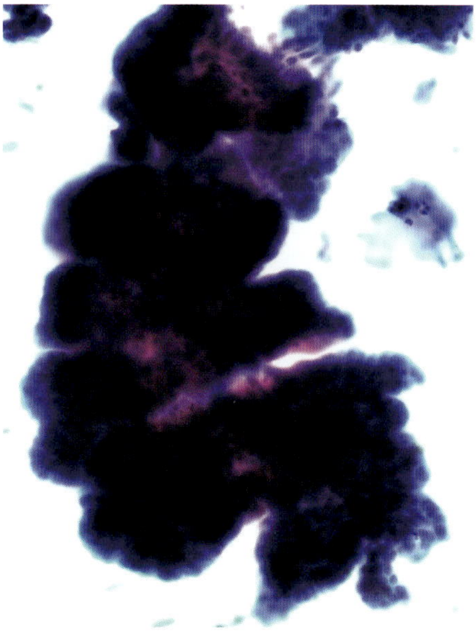

图 3-38 不规则上皮细胞群落（×20，巴氏染色）

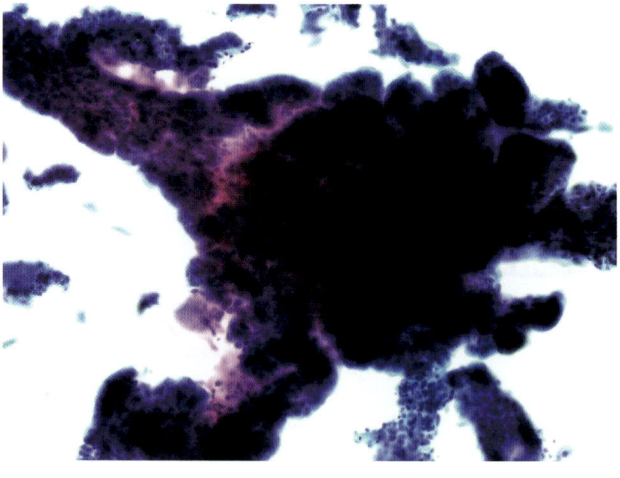

图 3-39 不规则细胞群落，呈乳头状突起。细胞学诊断：子宫内膜非典型增生；组织病理学诊断：子宫内膜成分较少，部分区域内膜腺体增生、出芽、共壁搭桥及筛状结构，伴子宫内膜炎，部分间质蜕膜样变（×20，巴氏染色）

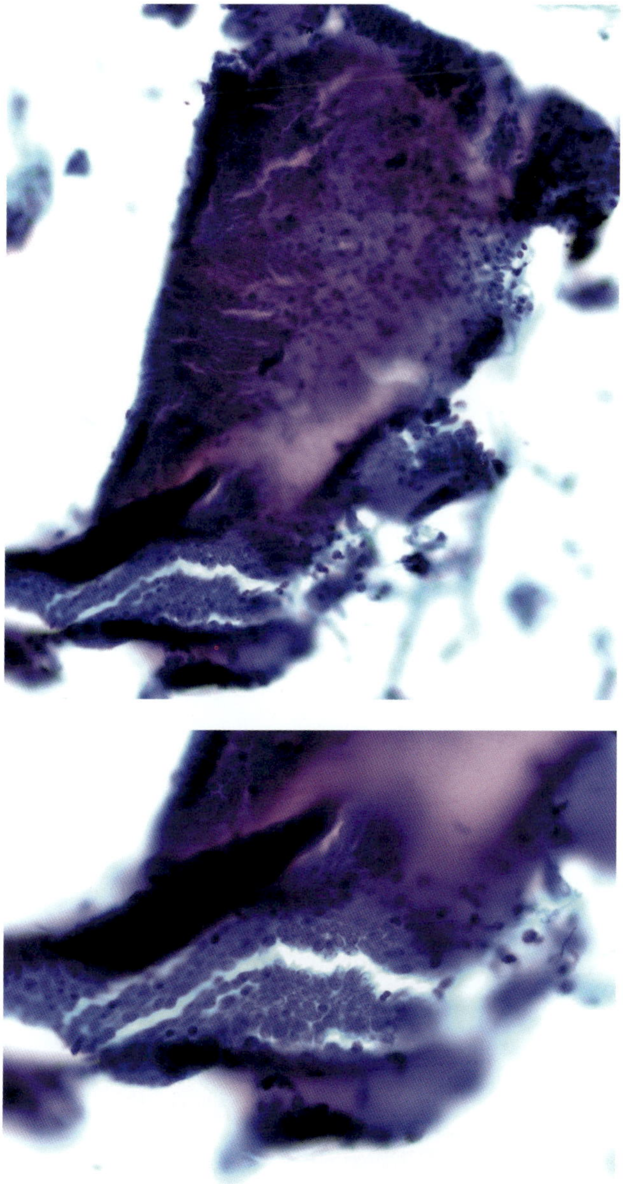

图 3-40　异常的上皮细胞群落：片状上皮细胞群落发生折叠，形态不规则（上图，×20，巴氏染色）。局部高倍镜下观察子宫内膜上皮细胞排列紧密，细胞形态未见明显异型（下图，×40，巴氏染色）

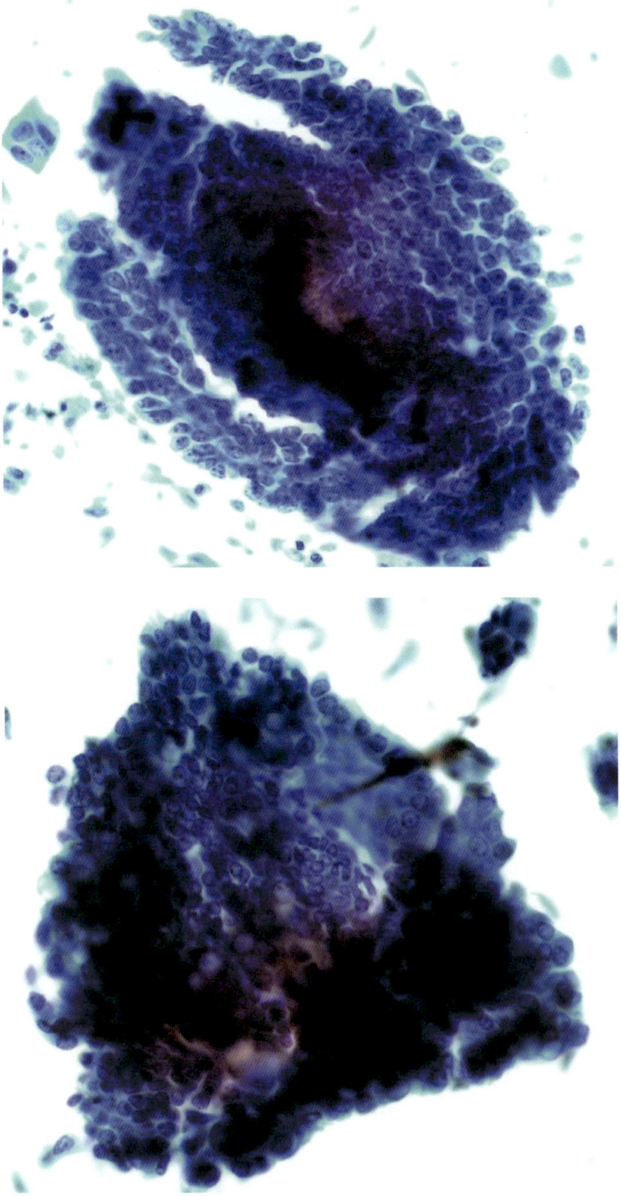

图 3-41　不规则片状群落。上图：×40，巴氏染色；下图：×40，巴氏染色

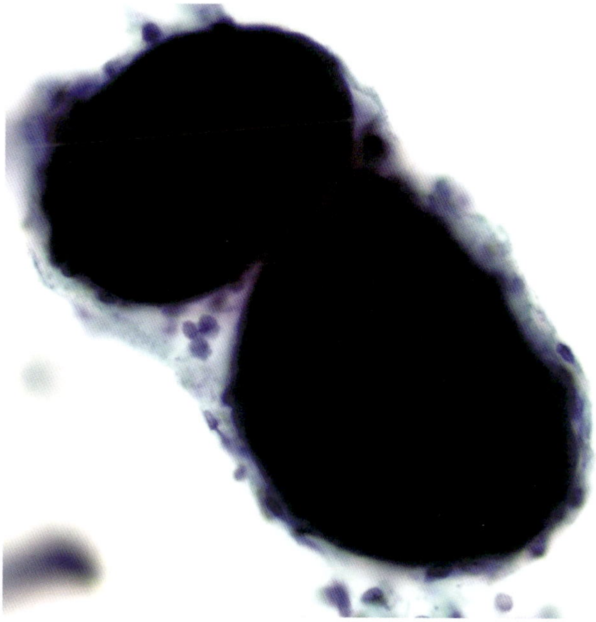

图 3-42　细胞学诊断为：良性子宫内膜增生性改变，球形群落的背靠背，两个背靠背群落边缘光滑，未见明显的腺体融合共壁（×20，巴氏染色）

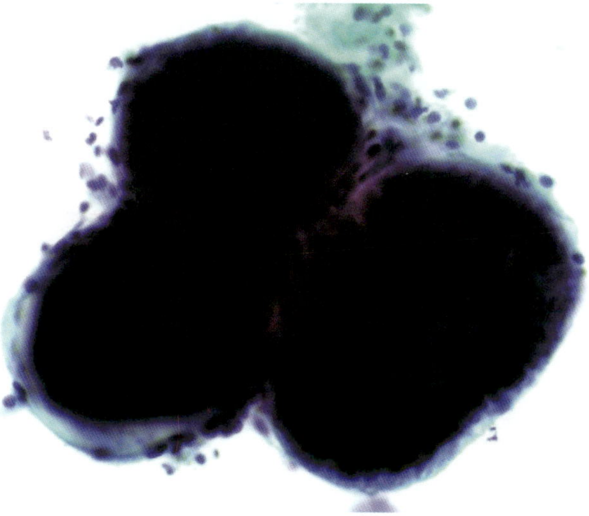

图 3-43　球形群落背靠背。细胞学诊断：子宫内膜癌；组织病理学诊断：中分化子宫内膜癌（×40，巴氏染色）

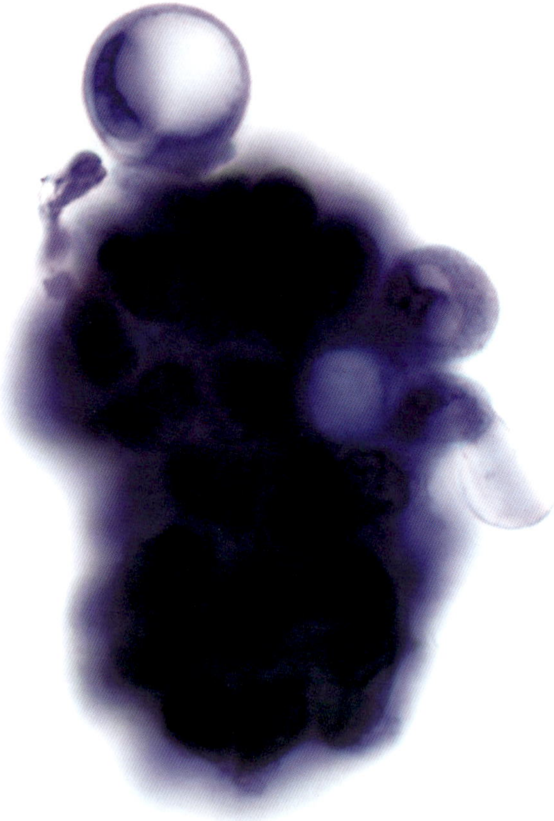

图 3-44 三维立体结构，可见胞质内大空泡（×100，巴氏染色）

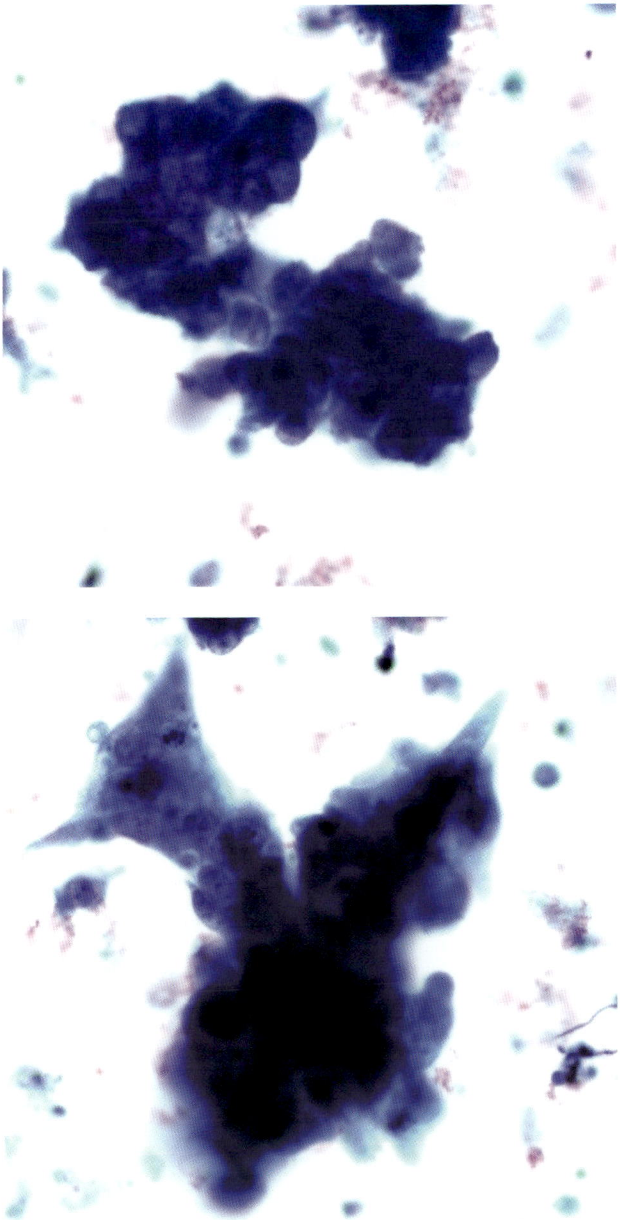

图 3-45　群落边缘不光滑，呈不规则突起。细胞学诊断：子宫内膜癌；组织病理学诊断：中分化子宫内膜样腺癌（×40，巴氏染色）

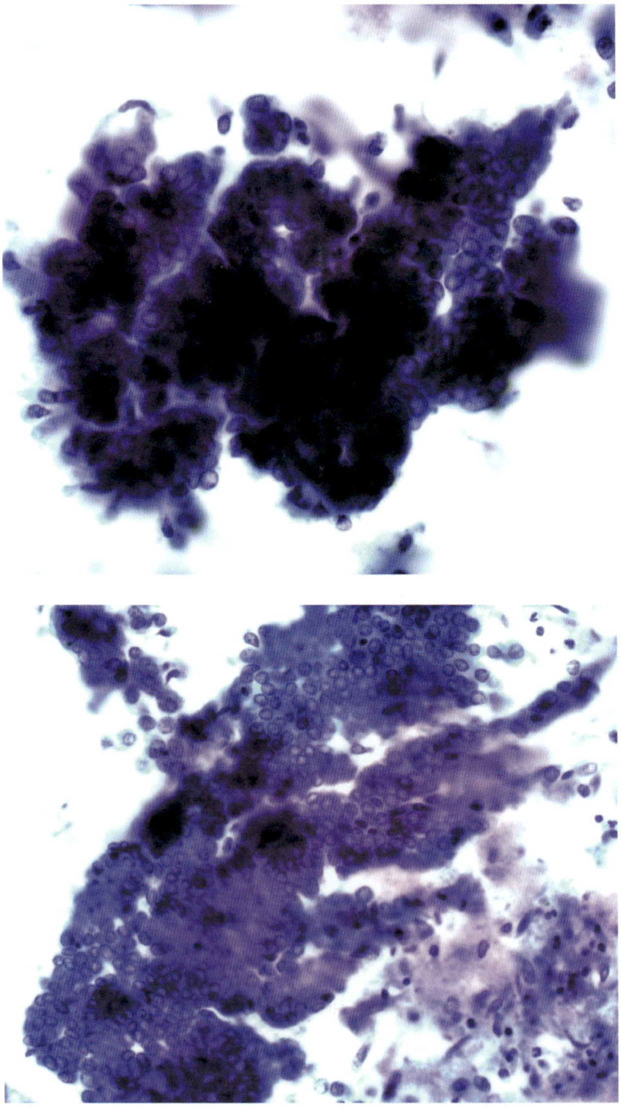

图 3-46 不规则群落，可见“细胞逃逸”现象。细胞学诊断：可疑子宫内膜癌；组织病理学诊断：高分化子宫内膜样腺癌（×40，巴氏染色）

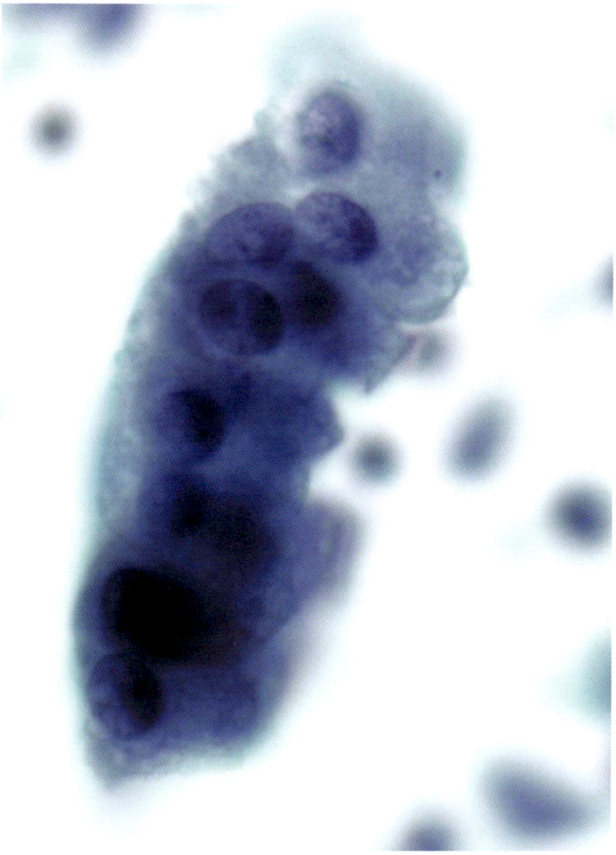

图 3-47　子宫内膜细胞单层排列，栅栏状（×100，巴氏染色）

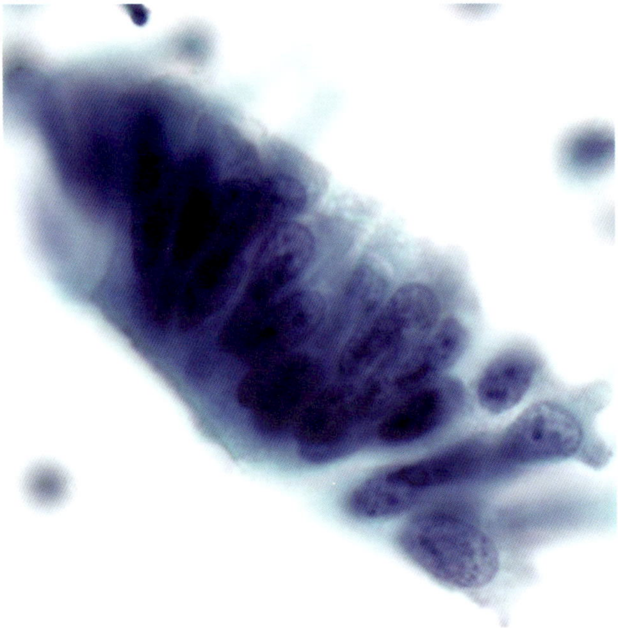

图 3-48 细胞呈假复层排列，略拥挤，侧面观呈栅栏状（×100，巴氏染色）

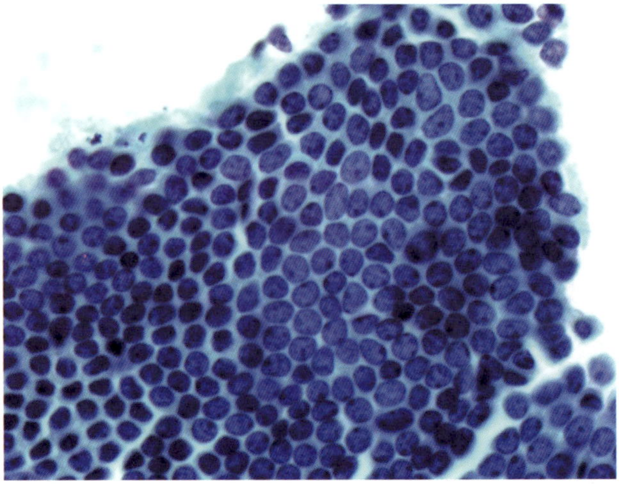

图 3-49 细胞排列极向性存在（×100，巴氏染色）

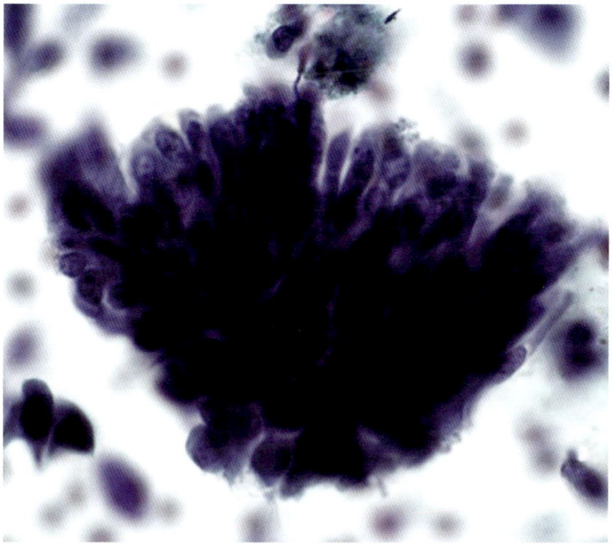

图 3-50　子宫内膜腺上皮细胞排列拥挤、重叠，细胞学诊断：可疑子宫内膜癌；组织病理学诊断：中 - 低分化子宫内膜样腺癌（×40，巴氏染色）

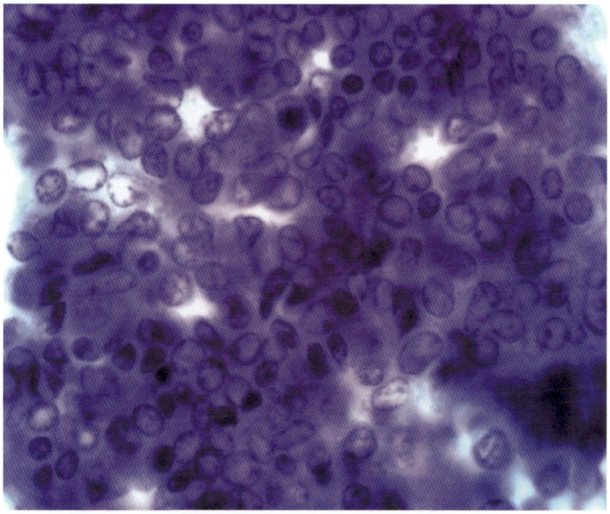

图 3-51　细胞排列紊乱，极向性消失（×100，巴氏染色）。子宫内膜细胞学诊断：可疑子宫内膜癌；组织病理学诊断：高分化子宫内膜样腺癌

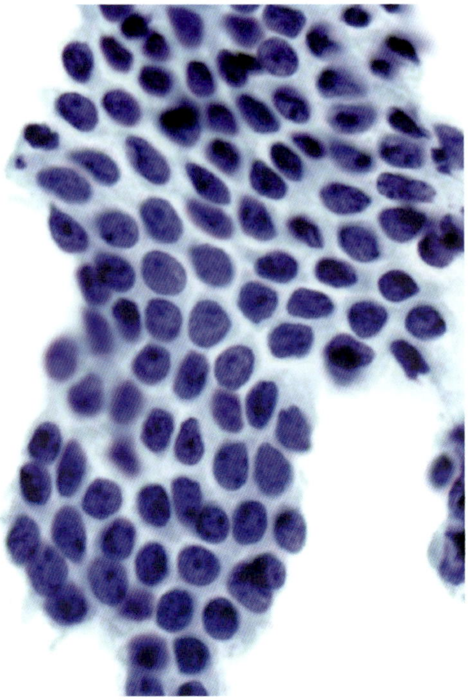

图 3-52 细胞核间隙规则（×100，巴氏染色）

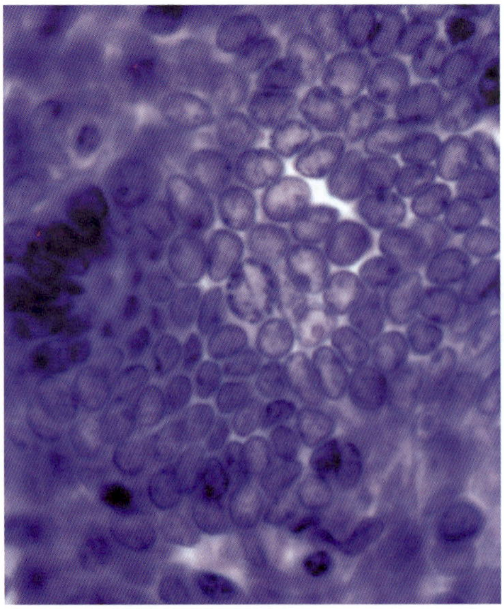

图 3-53 细胞核排列拥挤（×100，巴氏染色）

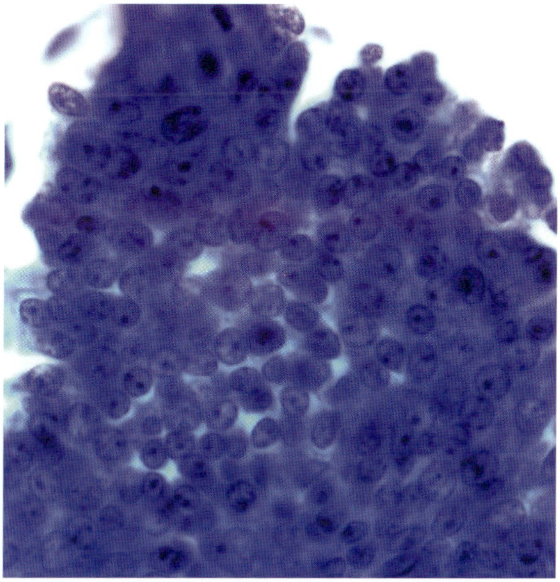

图 3-54　细胞排列重叠呈多层（×100，巴氏染色）

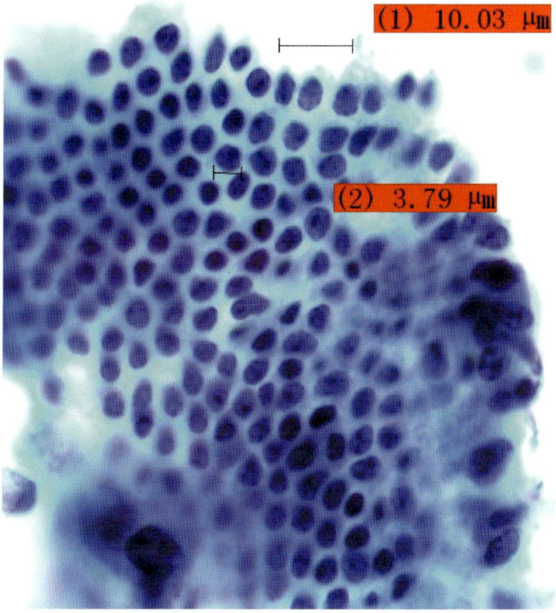


图 3-55　正常子宫内膜上皮细胞，胞核较小，核间隙规则，测量一个子宫内膜上皮细胞核直径约为 3.79 μm（×100，巴氏染色）

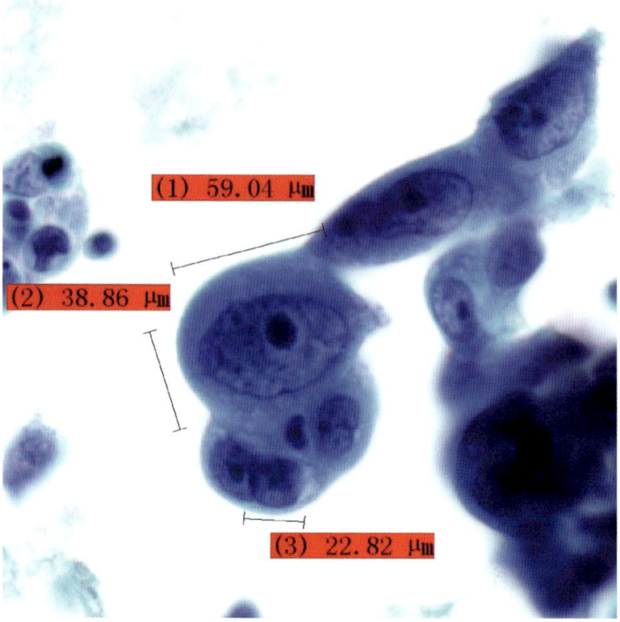


图 3-56 当子宫内膜细胞发生异型增生时，细胞核增大且大小不等，在此图中最大的一个子宫内膜细胞直径增大到 **59.04** μm，另可见一个小的子宫内膜细胞直径为 **22.83** μm。细胞学诊断：可疑子宫内膜癌；组织病理学诊断：子宫内膜样腺癌，不除外浆液性分化（×**100**，巴氏染色）

（陈 锐 文 佳）

# 第四章
# 正常子宫内膜细胞学

子宫内膜细胞学（ECT）主要基于细胞群落结构和细胞核的形态特征，同时结合涂片背景等特点进行判读。由于子宫内膜除受卵巢分泌激素的影响外，口服避孕药、大剂量孕激素等同样会对子宫内膜状态有一定影响；同时增生期和分泌期之间通常没有明确的界限，而是存在过渡状态，使得对正常子宫内膜细胞学涂片进行判读时，如将子宫内膜在增生期、分泌期基础上再进一步准确分为早、中、晚期比较困难。因此，结合子宫内膜组织学特点，在细胞学评价体系中可将正常的子宫内膜分为增生期改变、分泌期改变、月经期改变以及萎缩性改变，不再将其进一步分为早、中、晚期。

## 一、增生期改变

在雌激素的作用下，增生期的子宫内膜中子宫内膜腺体、间质和血管成分均呈增殖状态。在增生期早期，三种成分同步增殖，之后腺体和血管的生长程度超过间质，腺体和血管发生不同程度的卷曲。增生期的子宫内膜细胞学涂片表现为：涂片背景干净，呈单相；细胞量丰富，可见大量中等到大的上皮细胞群落，群落形态规则、边缘光滑，可呈“管状”“片状”或“腺腔样”等，在细胞群落周围可见黏附的单个或成片的子宫内膜间质细胞，有时也可见到完整的基底膜。在增生期早期典型的子宫内膜腺体是窄而直或大的片状的细胞群落，细胞呈单层或假复层排列，细胞大小形态一致，染色质均一、匀细，核膜规则，细胞之间的间隙一致；除上皮细胞群落外，背景中还有散在的子宫内膜上皮细胞，其细胞形态大小一致，细胞核圆形或卵圆形，染色质细腻，有时可见清晰的小核仁，胞质相对稀少，偶可见核分裂象；在增生中期和晚期内膜细胞涂片中，腺体形态与早期相比增生变长、变宽，可有一定程度迂曲，细胞增生呈假复层排列，细胞核大小可略不一致，小核仁和分裂象更常见。在雌激素的持续刺激下，腺上皮细胞中可见纤毛细胞增加，纤毛细胞对雌激素的刺激较敏感，雌激素水平下降后，纤毛细胞数量减少。由于纤毛细胞与雌激素之间的相关性，在子宫内膜细胞涂片中如见到多量纤毛细胞，需仔细观察有无其他提示子宫内膜恶性病变的特征，以除外子宫内膜癌等（图 4-1 ～图 4-7）。

## 二、分泌期改变

在月经周期的前半期，子宫内膜受到雌激素的作用发生增生性改变，排卵后卵巢开始分泌孕激素，此时增生的子宫内膜在孕激素的作用下发生分泌性改变。在增生期细胞形态特点以细胞核为主，核 / 质比相对较高，在分泌期胞质量逐渐增多，核 / 质比相对下降。分泌期早期子宫内膜细胞学形态特征与增生期晚期相似，但腺体更加扩张增大，可见小核仁，核分裂象减少，细胞核周围或核下区域出现透亮区，由于细胞

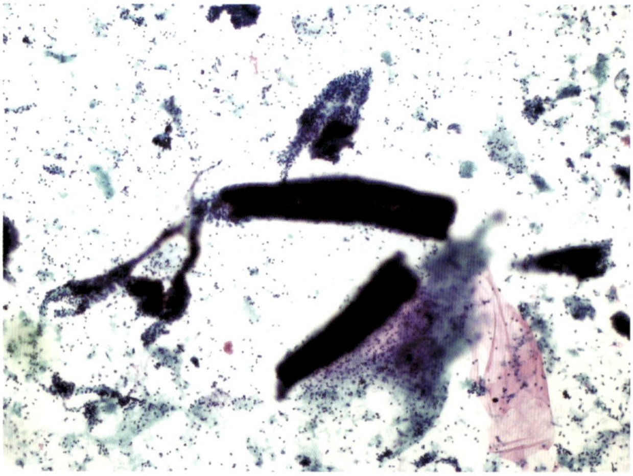

图 4-1　低倍镜下可见增生期子宫内膜涂片中细胞量丰富，以管形群落为主，背景中可见单个散在上皮细胞和间质细胞（×10，巴氏染色）

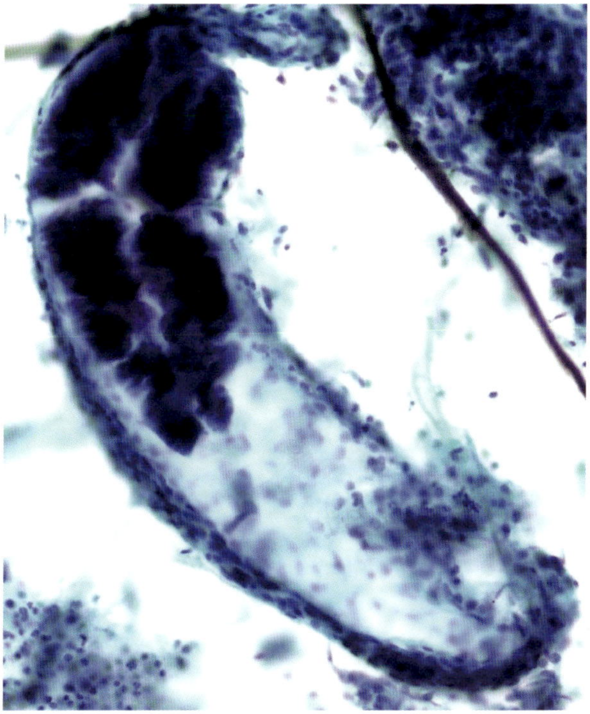

图 4-2　在细胞群落周围可见到完整的基底膜（×20，巴氏染色）

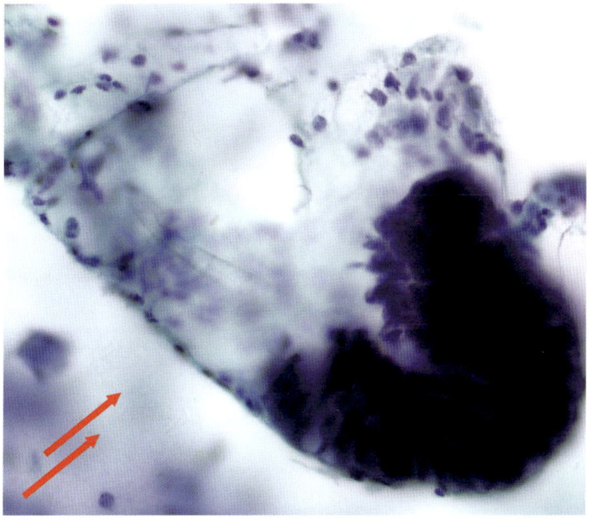

图 4-3　腺体周围完整的基底膜（红色箭头）（×40，巴氏染色）

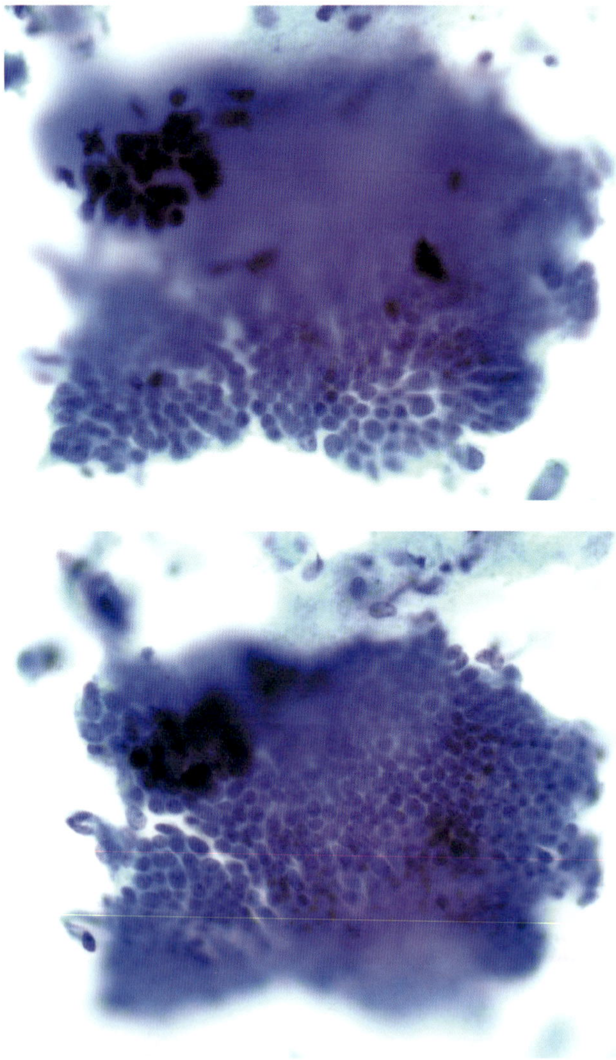

图 4-4 片状群落：正常子宫内膜（增生期）标本中的片状群落，在一个平面不容易看清整个群落中细胞的形态，需要调动微调以看清整个细胞群落的形态（×40，巴氏染色）

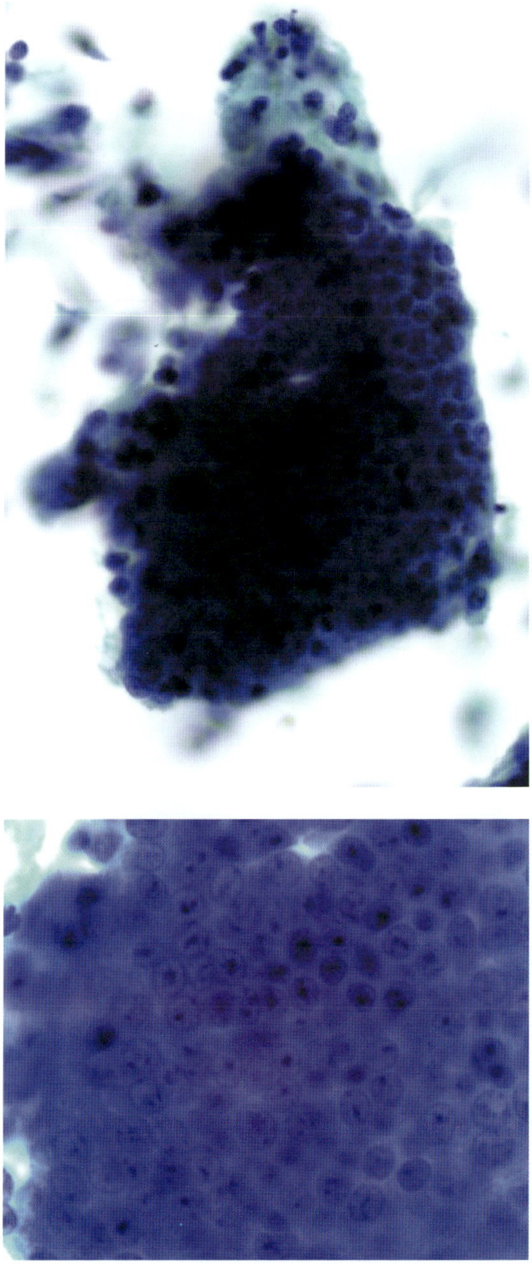

图 4-5　片状群落：正常子宫内膜细胞（增生期）标本的片状群落中，细胞排列成假复层，细胞拥挤（上图，×40，巴氏染色），高倍镜下观察细胞大小一致，增生活跃细胞核中央可见集结点或小核仁（下图，×100，巴氏染色）

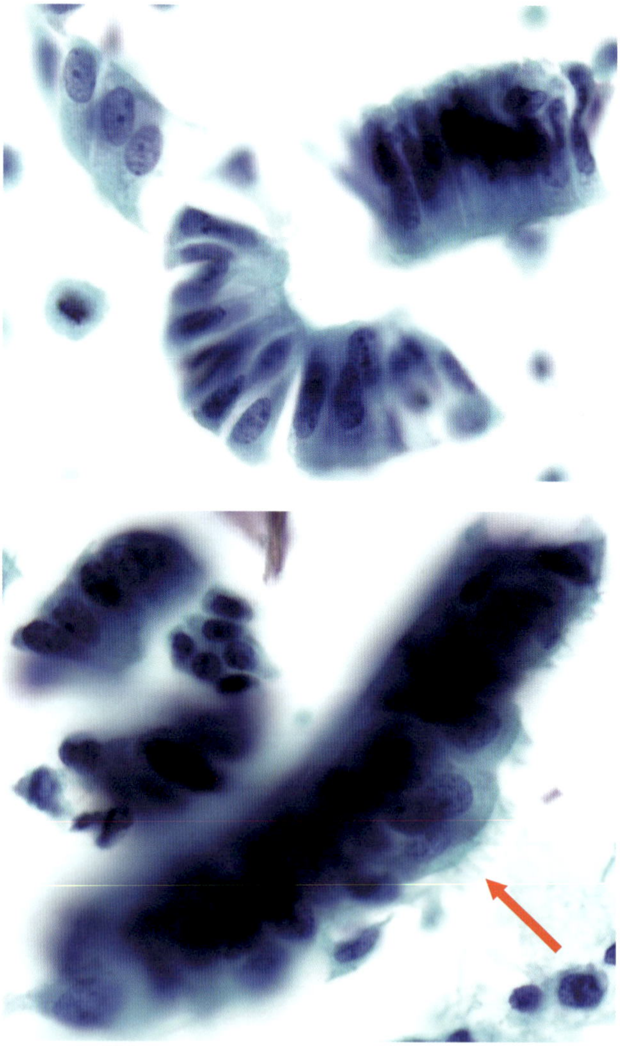

图 4-6 正常子宫内膜（增生期）的标本背景中，细胞呈栅栏状排列，并可见大量纤毛细胞（×100，巴氏染色）

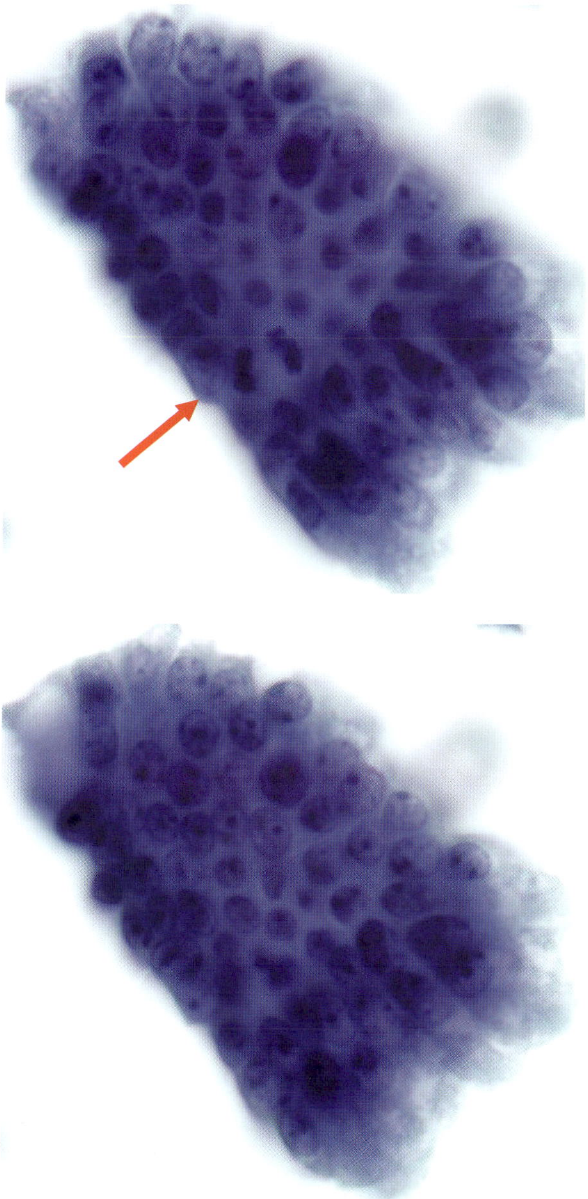

图 4-7　正常子宫内膜（增生期）细胞形态：由于体内雌激素刺激子宫内膜上皮细胞增生活跃，增生期子宫内膜上皮细胞排列呈假复层，导致脱落的片状群落排列呈假复层，可见核分裂象（上图红色箭头），在观察的过程中不断地调动微调，下图显示子宫内膜上皮细胞核染色质粗糙出现集结点（×100，巴氏染色）

质增多，核 / 质比下降，细胞之间的间距增大。至分泌中期，子宫内膜腺体扩张更明显，呈屈曲螺旋状，可出现分泌期特有的“蜂窝”征。细胞核呈圆形 / 卵圆形，染色质匀细，核膜规则，核仁小不明显，细胞核下空泡转移至核上。间质细胞在孕激素的作用下体积增大，胞质丰富，发生蜕膜样改变。间质细胞的蜕膜样改变不是分泌期特有的改变，在口服避孕药或大剂量应用孕激素后也可发生相应的改变，在细胞学判读时需结合患者的病史和临床资料。在分泌期晚期由于腺体中的黏液分泌至腺腔，可出现腺体分泌耗竭、塌陷，腺体较分泌期中期腺体小，细胞之间的间距变小，但细胞仍呈单层排列，细胞核大小一致。由于腺体耗竭和上皮塌陷，子宫内膜细胞学涂片中的细胞片形态可能不规则，扭曲状。同时，涂片中可见淋巴细胞、中性粒细胞等，是月经来潮前的正常现象，而非子宫内膜炎的提示。分泌期子宫内膜细胞涂片的一般表现为：涂片背景干净，细胞量丰富，可见黏液丝等，细胞以中等到大的细胞群落为主，群落呈“球形”“片状”、迂曲的“管状”等，细胞群落中上皮细胞之间间隙增大、界限清晰，可呈“蜂窝”状，群落的边缘光滑，可见黏附的单个或成片子宫内膜间质细胞。涂片中散在的子宫内膜细胞核圆形 / 卵圆形、增大淡染，细胞质内有分泌空泡形成，可见小核仁。可见成片或单个淡染的间质细胞，胞质丰富，细胞核呈梭形、圆形 / 卵圆形，染色质细颗粒样（图 4-8 至图 4-14）。

## 三、月经期改变

如果在排卵后 10 天没有发生妊娠，则卵巢黄体衰竭，雌激素、孕激素水平明显下降。正常情况下，从排卵后第 14 天开始，晚期分泌期便进入月经期。月经期子宫内膜的组织学表现为子宫内膜间质崩解和腺体塌陷。因间质崩解使腺体不规则塌陷，常常密集排列形成一种“背靠背”的结构，此时的细胞学形态特点可能与子宫内膜非典型增生甚至恶性肿瘤混淆，此时，需仔细寻找其他信息以帮助鉴别诊断，如腺体形态特征等。在月经期或有不规则出血女性的子宫内膜细胞涂片中，涂片背景中有陈旧性或新鲜出血的表现，可见中性粒细胞和淋巴细胞。腺上皮细胞量丰富，以小细胞群落为主，形态不规则，细胞堆叠，排列不

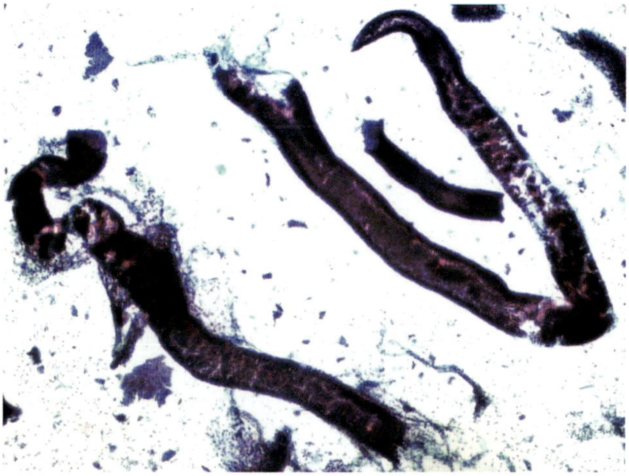

**图 4-8**　正常子宫内膜（分泌期）涂片背景干净、单相，可见大的管形群落（×**10**，巴氏染色）

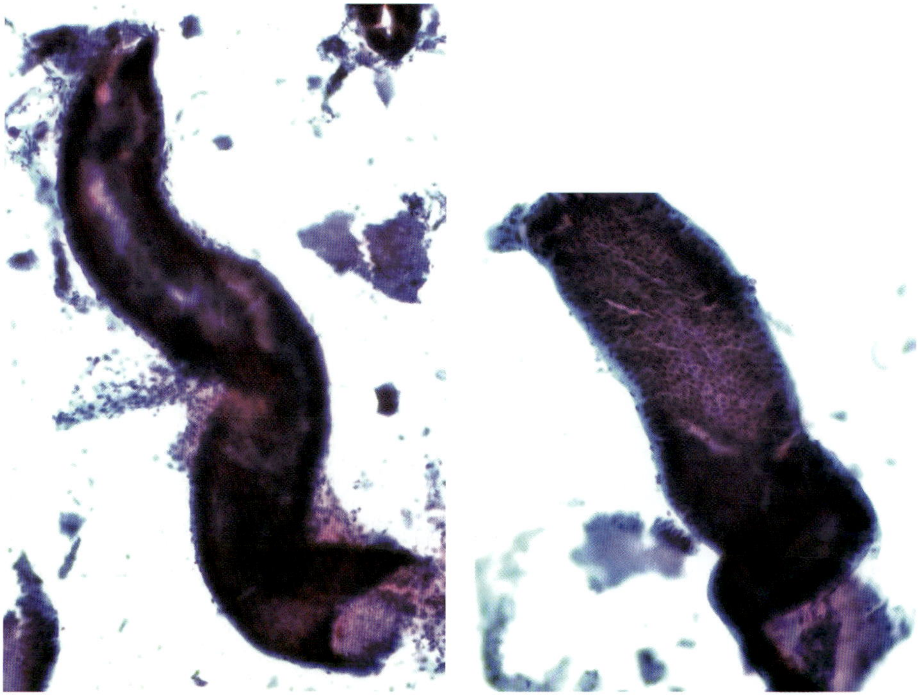

**图 4-9**　正常子宫内膜（分泌期）细胞涂片中迂曲增宽的管形上皮群落（左图：×**10**，巴氏染色；右图：×**20**，巴氏染色）

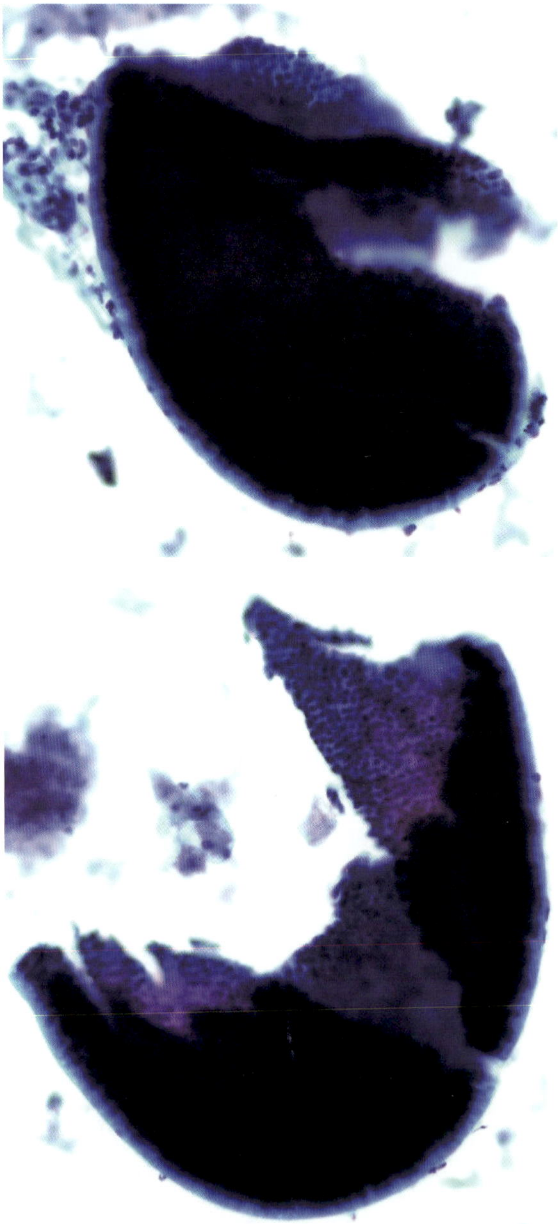

图 4-10 正常子宫内膜（分泌期）细胞涂片中腺样群落体积比增生期增大，群落边缘更“圆润”光滑，从其边缘可看到分泌期子宫内膜上皮细胞丰富的胞质（×40，巴氏染色）

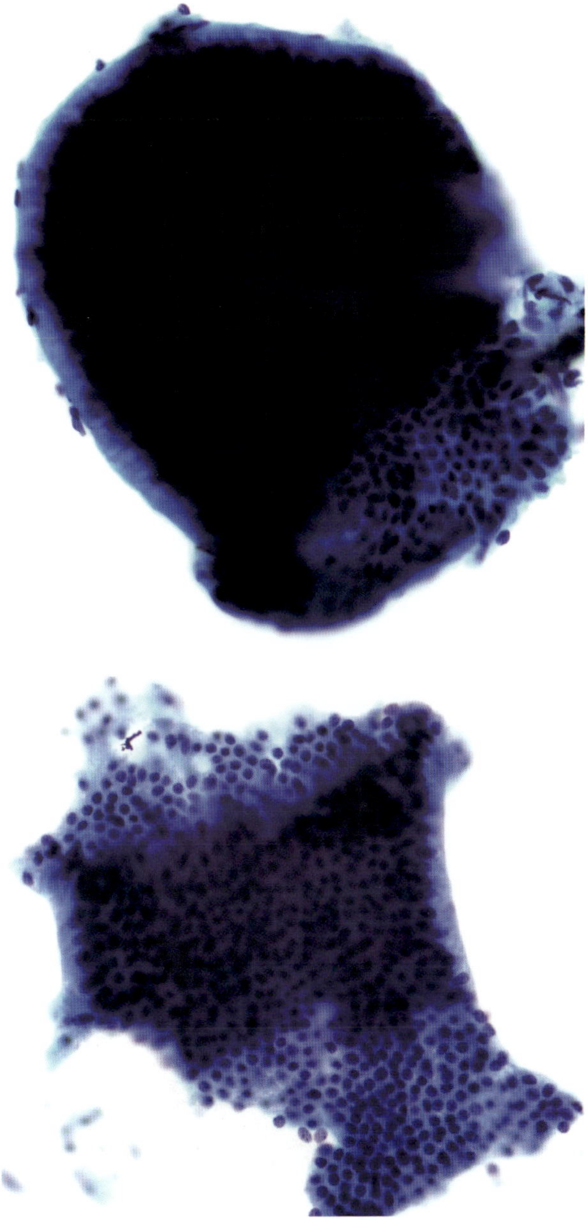

图 4-11　正常子宫内膜（分泌期）细胞涂片中的腺样群落，轮廓光滑，细胞胞质丰富（×40，巴氏染色）

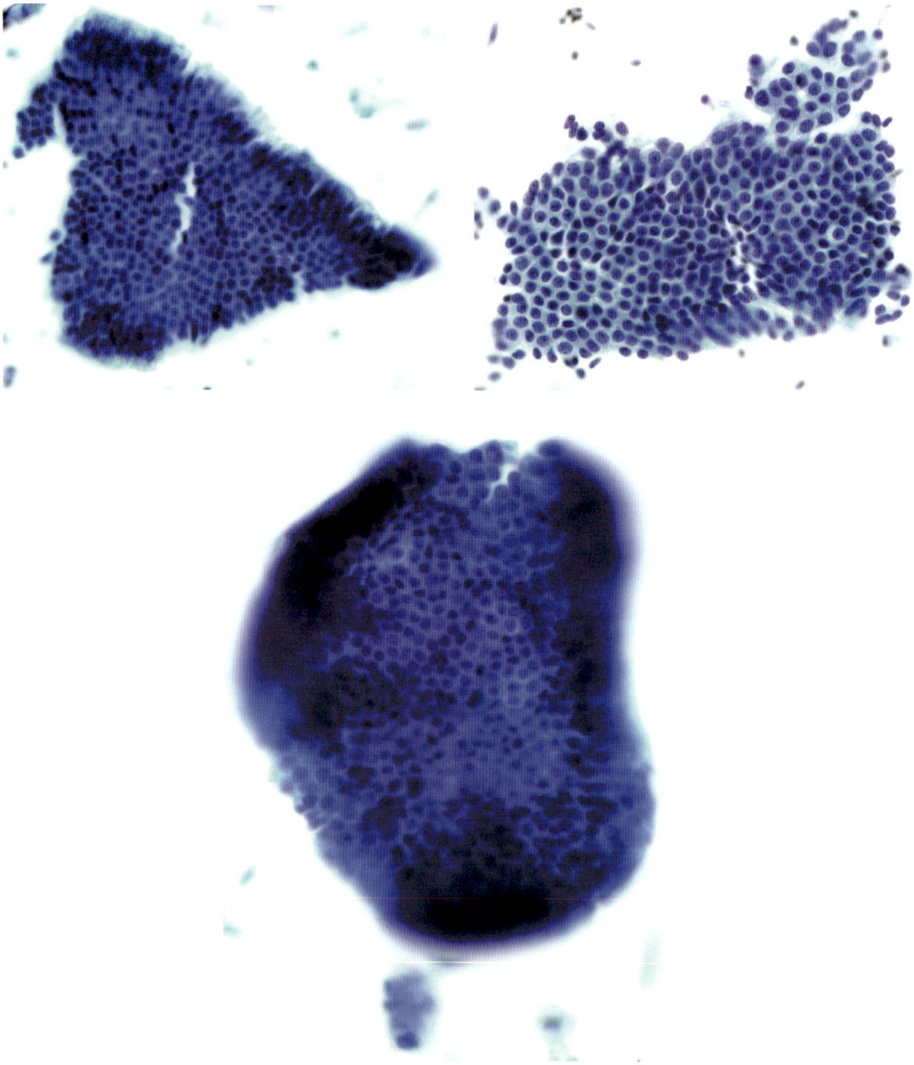

图 4-12　正常子宫内膜（分泌期）细胞涂片中的片状上皮细胞群落，可见细胞胞质丰富、细胞间的间隙变大（×40，巴氏染色）

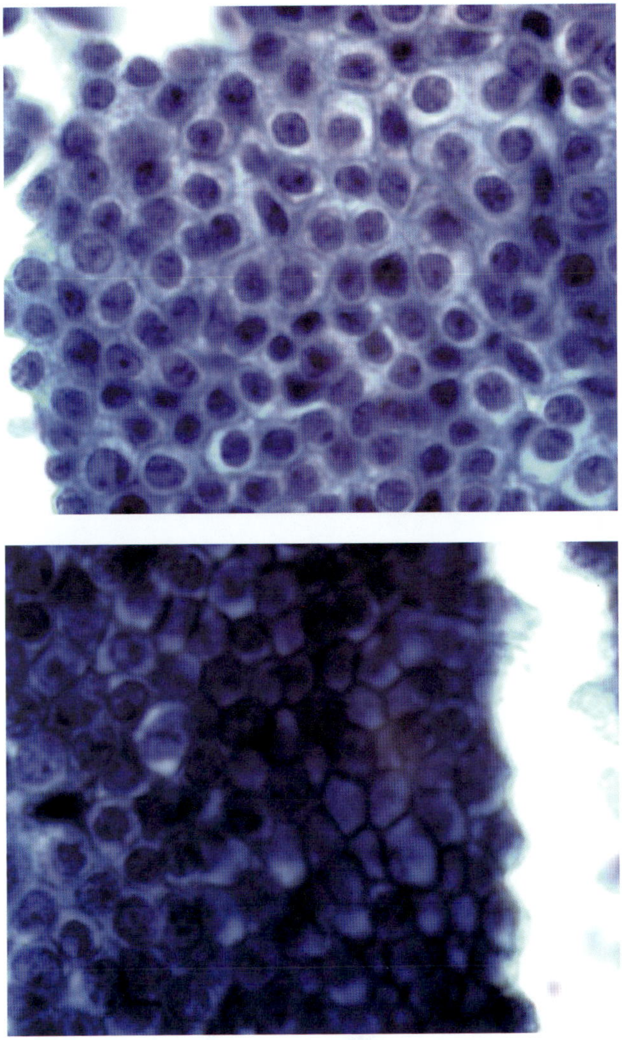

图 4-13　正常子宫内膜（分泌期）细胞学形态：月经周期第 15 ~ 17 天，排卵引起子宫内膜核下空泡的出现，在子宫内膜细胞学中观察到典型“蜂窝征”，细胞之间的界限清晰（×100，巴氏染色）

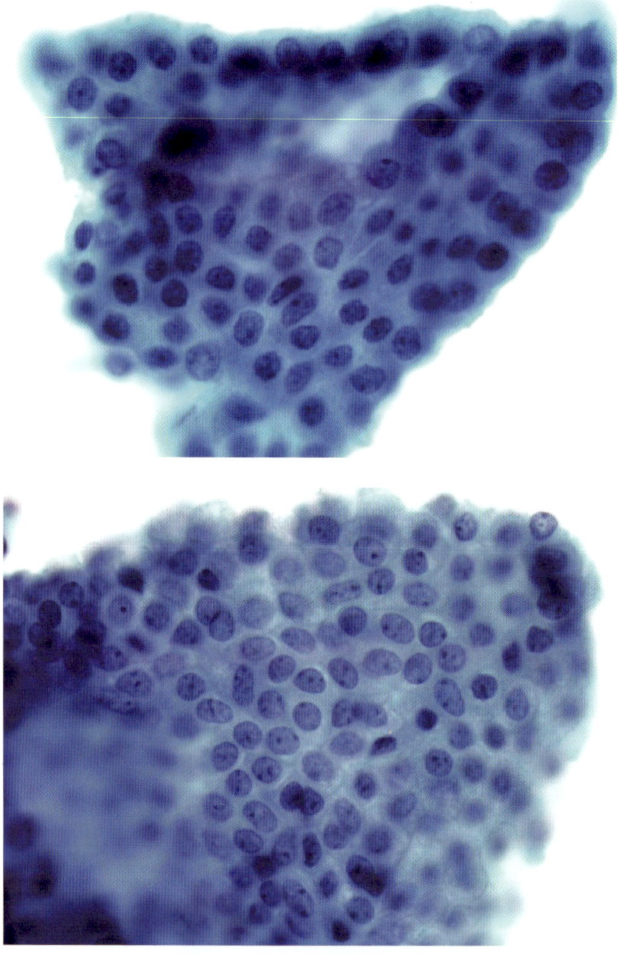

图 4-14 正常子宫内膜（分泌期）上皮细胞形态：月经的后半周期，黄体分泌孕激素对子宫内膜影响，使上皮细胞胞质变得丰富显得细胞核之间的间隙增宽，细胞核染色质变细腻。组织病理学诊断：分泌期子宫内膜伴间质水肿（×100，巴氏染色）

规则；单个细胞的特征为细胞核膜规则，染色质淡染，可见小的集结点，也可见深染的子宫内膜间质球。对月经期子宫内膜细胞学涂片应仔细观察，结合临床资料以除外子宫内膜恶性肿瘤的存在（图 4-15 至图 4-18）。

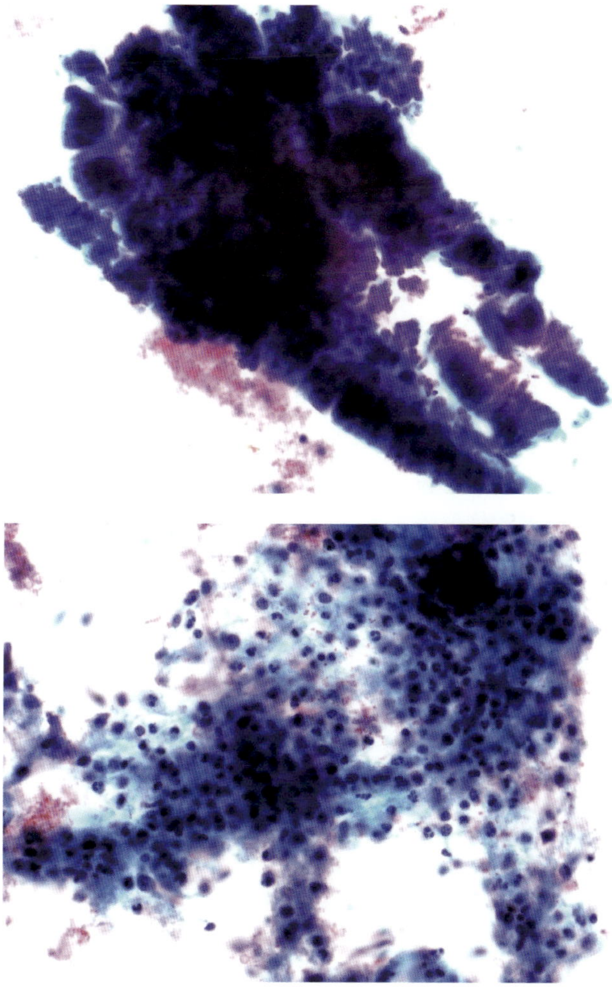

图 4-15　上图：正常子宫内膜（月经期）：陈旧性出血背景中可见腺体塌陷所致的不规则细胞群落（×40，巴氏染色）。下图：背景黏液中可见大量炎细胞及间质细胞（×40，巴氏染色）。细胞学诊断：子宫内膜良性增生；组织病理学诊断：子宫内膜组织，子宫内膜增生紊乱伴部分间质及腺体崩解（无排卵性月经）

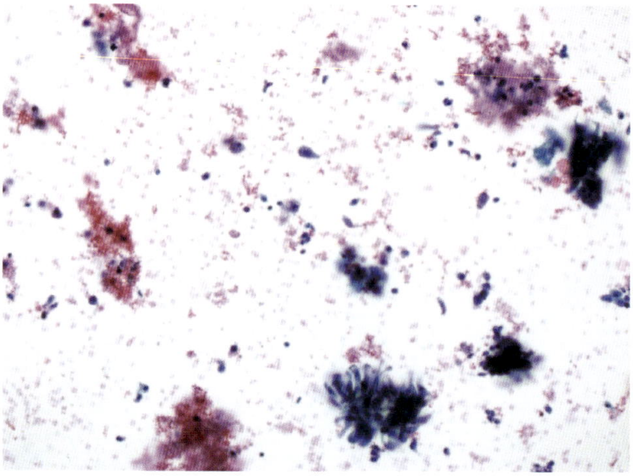

图 4-16 正常子宫内膜（月经期）：血性背景，可见小的细胞群落，群落边缘不规则，细胞排列堆叠。细胞学诊断：子宫内膜良性增生；组织病理学诊断：子宫内膜增生紊乱伴部分间质及腺体崩解（无排卵性月经）（×20，巴氏染色）

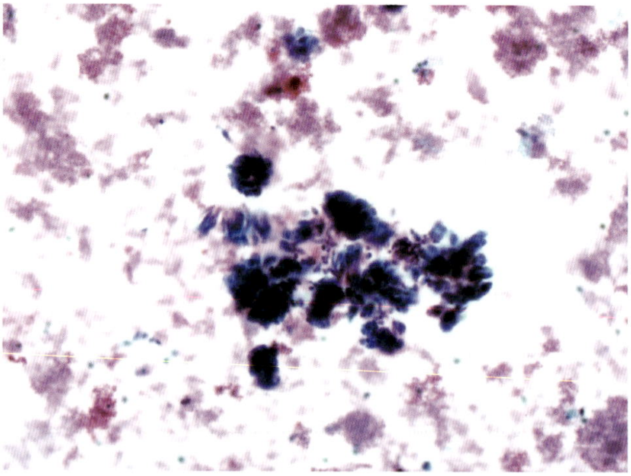

图 4-17 正常子宫内膜（月经期）：血性背景，可见小的细胞群落，群落边缘不规则，细胞排列堆叠。细胞学诊断：子宫内膜良性增生；组织病理学诊断：子宫内膜增生紊乱伴腺体及间质崩解（无排卵性月经）（×20，巴氏染色）

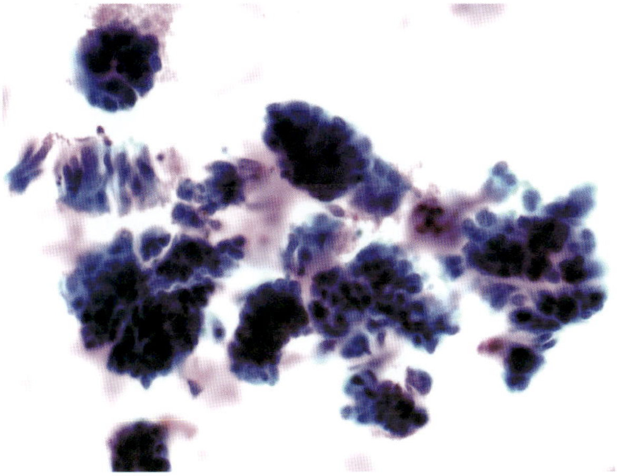

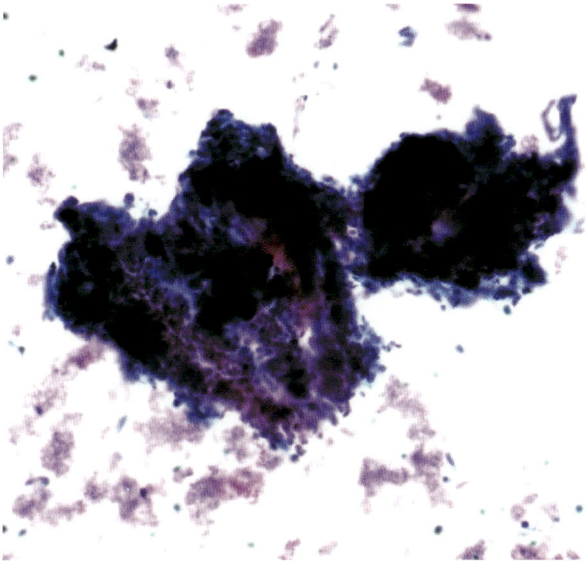

**图 4-18**　上图：子宫内膜腺体崩解形成碎片状，细胞未见明显异型。下图：子宫内膜腺体塌陷形成不规则群落。细胞学诊断：子宫内膜良性增生；组织病理学诊断：子宫内膜增生紊乱伴腺体及间质崩解（无排卵性月经）（×20，巴氏染色）

## 四、萎缩性改变

在生育年龄女性中，子宫内膜在卵巢分泌雌激素、孕激素的作用下，其厚度在分泌期最厚可达 10 ～ 15 mm。当卵巢停止周期性分泌这两种激素时，子宫内膜失去了激素的刺激，便开始萎缩变薄。生理情况下，绝经后的女性子宫内膜发生萎缩性改变；在因手术、药物等所致的人工绝经、围绝经期等情况下，子宫内膜也可表现出萎缩性变化。

萎缩内膜的形态与增生期早期相似，但细胞呈单层无假复层排列，核分裂象不可见。正常萎缩性子宫内膜细胞学涂片背景干净，呈单相型，涂片中整体细胞数量减少，很少见到大的管型或腺样细胞群落，而是以松散的片状小群落为主。小片状细胞群落形态略不规则，但仍有明确的边界；腺上皮细胞萎缩变小多为扁平立方形，胞核呈圆形，染色质稍致密，可呈细颗粒样，胞质少，胞核间隙增大。萎缩期的子宫内膜间质细胞为纤维状间质，胞质少。背景中可见散在的泡沫细胞和多核巨细胞，多核巨细胞的细胞核数量可从几个至上百个。在子宫内膜癌组织中，泡沫细胞增多。因此，当在子宫内膜细胞学涂片中见到大量泡沫细胞时，要仔细寻找有无其他提示子宫内膜恶性肿瘤的特征，警惕子宫内膜恶性肿瘤的存在。在绝经时间较长的女性中，出现子宫内膜增生是异常现象，当在子宫内膜细胞学涂片萎缩的背景中出现增生改变时，应提示临床，如患者伴有子宫内膜增厚或不规则出血的症状，应建议临床进一步检查以明确诊断或进行密切的随访（图 4-19 至图 4-24）。

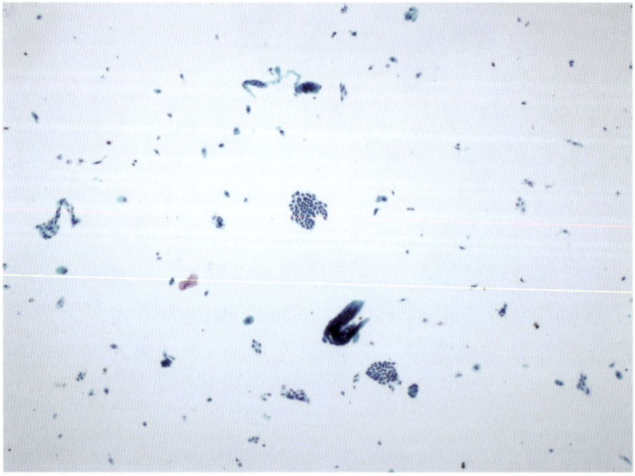

图 4-19 可见正常子宫内膜（萎缩期改变），涂片背景干净，细胞数量较增生期和分泌期明显减少，以片状小细胞群落和单个散在上皮细胞为主，可见组织细胞（×10，巴氏染色）

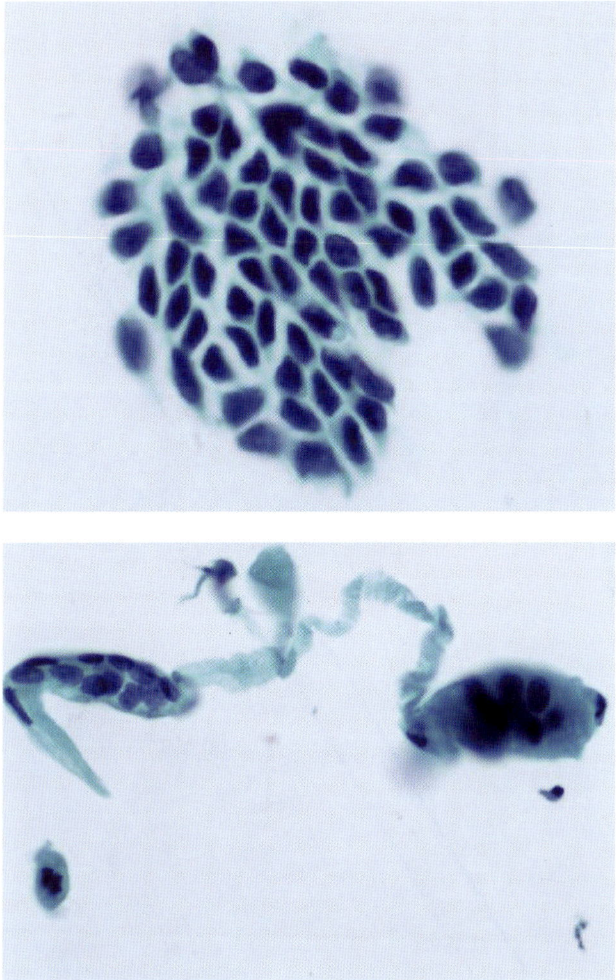

图 4-20　正常子宫内膜（萎缩期改变）。上图：片状小的上皮群落，细胞排列稀疏呈单层，细胞核间隙规则，染色质略致密，胞质较少（×40，巴氏染色）。下图：涂片中可见多核组织细胞（×40，巴氏染色）

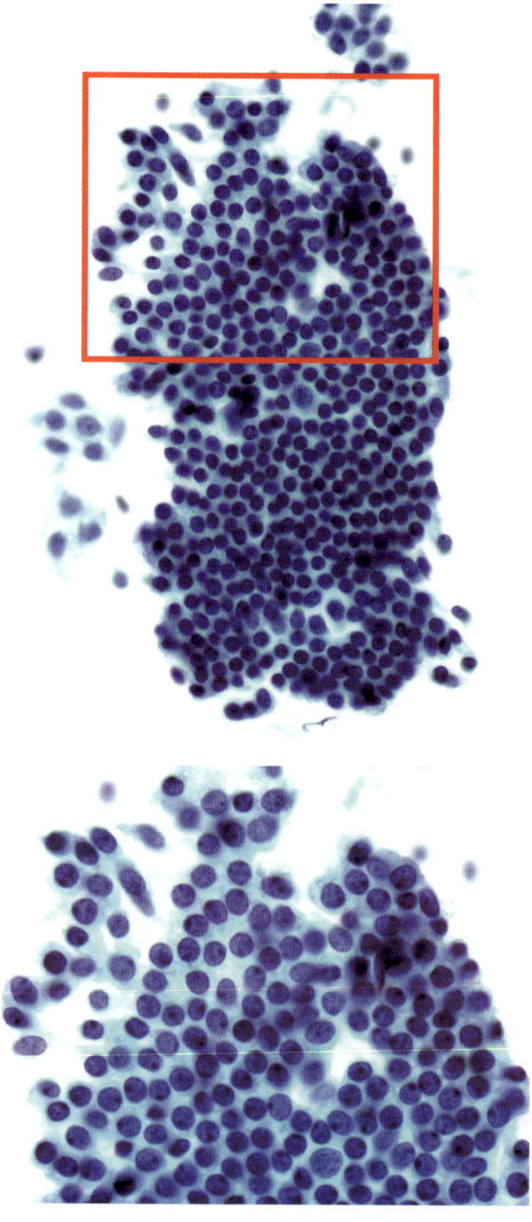

图 4-21 片状群落，群落边缘不规则，但仍有明确的边界（上图，×40，巴氏染色）；下图显示正常子宫内膜（萎缩改变）中子宫内膜上皮细胞体积明显变小，染色质均匀，可见小的染色质集结点。下图为上图方框部位放大（×100，巴氏染色）

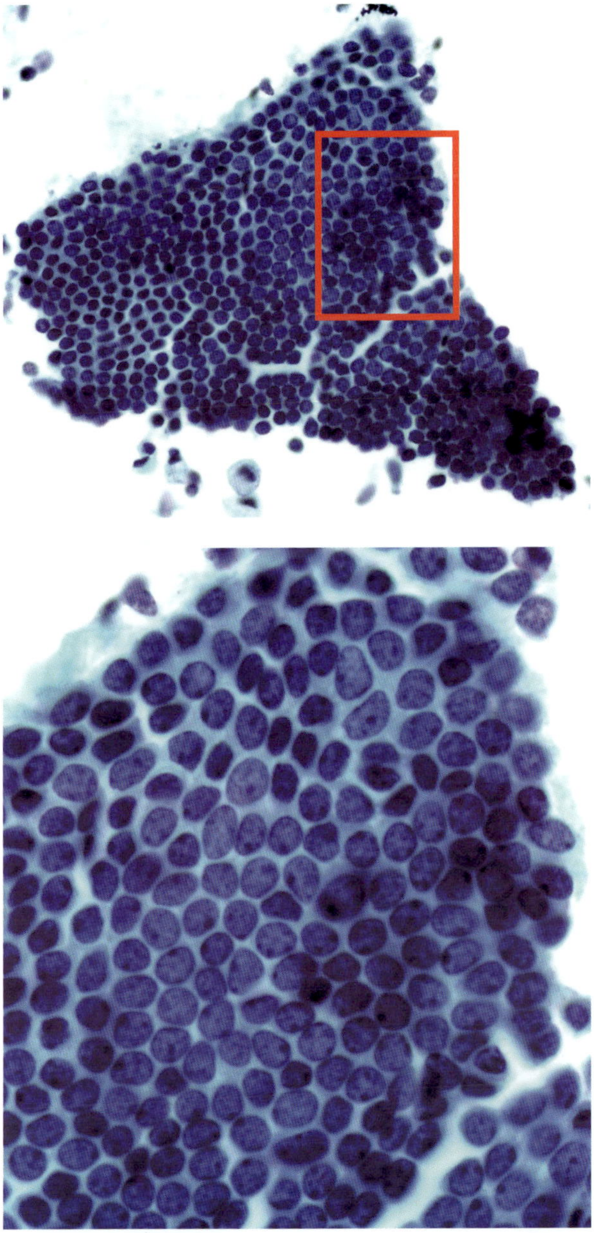

图 4-22　片状细胞群落，细胞间间隙一致（上图，×40，巴氏染色）；下图显示正常子宫内膜（萎缩改变）中子宫内膜上皮细胞体积明显变小，染色质均匀。下图为上图红色方框部位放大（×100，巴氏染色）

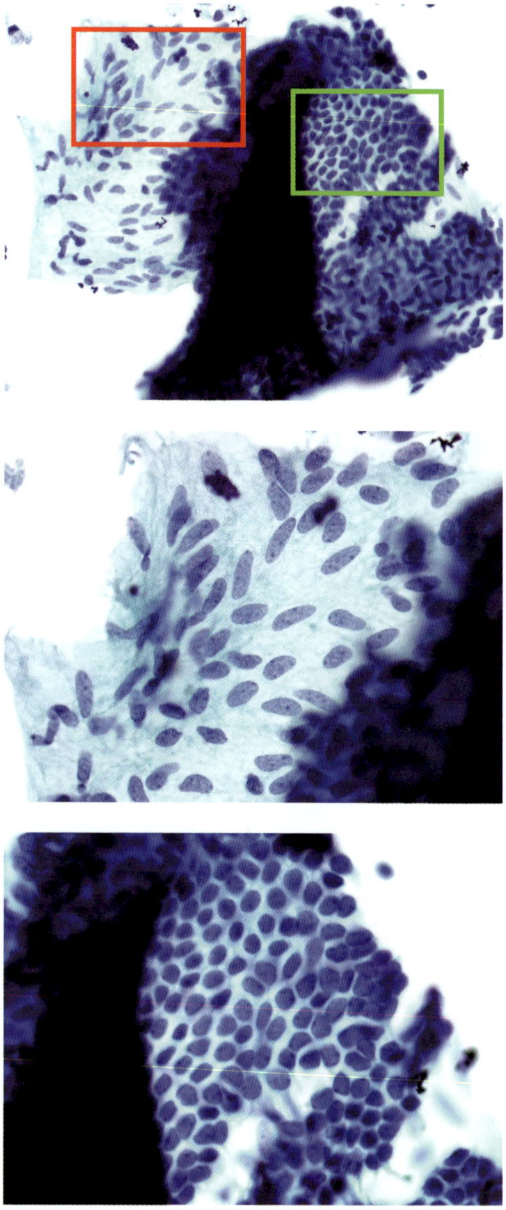

图 4-23 正常子宫内膜（萎缩改变）：患者绝经 **5** 年，**B** 超提示子宫内膜厚度为 **2 mm**。上图显示折叠的片状上皮群落及其周围的间质细胞（×**40**，巴氏染色）。中图（红框放大，×**100**）显示细胞核为梭形的间质细胞。下图（绿框放大，×**100**）显示排列整齐的子宫内膜上皮细胞，细胞间间隙一致，染色质匀细

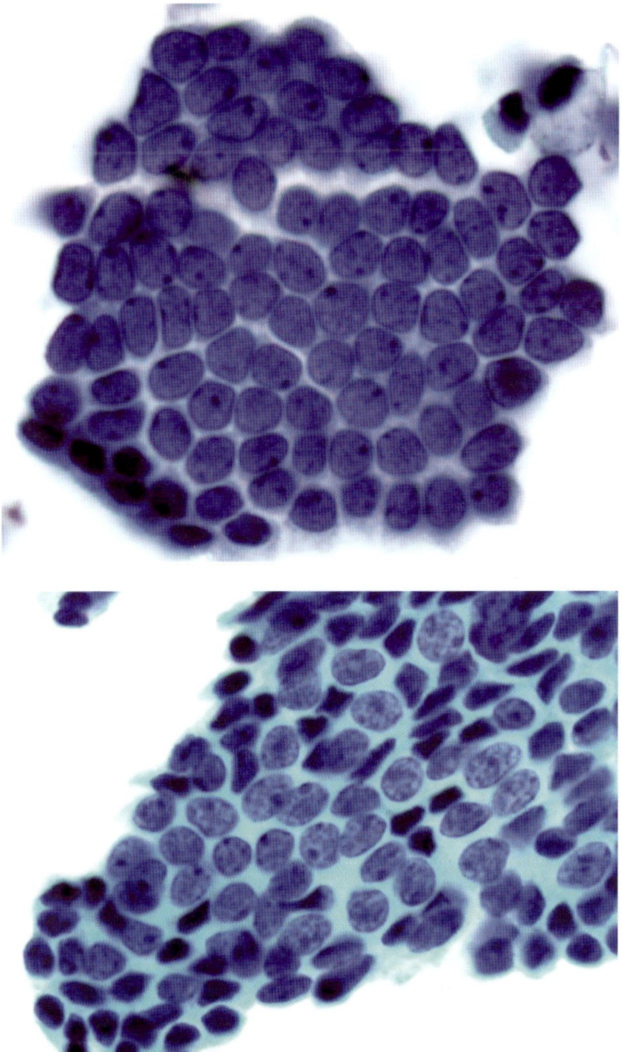

图 4-24　正常子宫内膜细胞（萎缩改变）：子宫内膜上皮细胞类圆形，染色质细腻，常可见染色质集结紧贴核膜，核膜规则（×100，巴氏染色）

（陈　锐　文　佳）

# 第五章
# 良性子宫内膜改变和非典型增生性改变

子宫内膜增生涵盖范围较广，包括轻微可逆的腺体单纯性增生至Ⅰ型子宫内膜癌癌前病变谱系上不同程度或不同阶段的内膜增生性改变。主要是由于雌激素过度刺激而缺少孕激素的拮抗所致，如卵巢功能异常导致高雌激素分泌、外源性雌激素制剂的应用、长期应用他莫昔芬（tamoxifen）等，都是子宫内膜增生的危险因素。最常见于围绝经期及绝经后妇女，也可见于年轻妇女与少女，多表现为阴道不规则出血。育龄期妇女以月经期出血时间延长、月经量过多或月经周期延长为主要表现，也有部分无症状者在内膜活检时偶然被发现。

多年来，对于子宫内膜增生性病变的病理学分型及命名在不断地变化与更新，其目的就是找出那些真正具有恶变潜能的病变，以便给予及时的干预，减少子宫内膜癌的发病率，这也是我们进行子宫内膜癌筛查，以期达到早诊早治目的所关注的重点人群。WHO（1994 /2003）女性生殖系统肿瘤分类中，有关子宫内膜增生的内容采用的即是 Kurman 和 Norris 提出的 4 类包括单纯性增生、复杂性增生、单纯性非典型增生、复杂性非典型增生的分类方法。2000 年，Mutter 及其国际子宫内膜合作组提出了一种新的分类方法：以良性子宫内膜增生—子宫内膜上皮内瘤变（endometrial intraepithelial neoplasia，EIN）—子宫内膜样腺癌（即良性—癌前病变—癌）取代传统的子宫内膜单纯性增生—复杂性增生—不典型增生—癌的发病模式。

在最新发布的 2014 WHO 妇科肿瘤分类中，对Ⅰ型子宫内膜癌的癌前病变——子宫内膜增生的命名与分类进行了简化调整，分为2大类：不伴有非典型性的子宫内膜增生（hyperplasia without atypia）和非典型子宫内膜增生/子宫内膜样上皮内瘤变（atypical hyperplasia/endometrioid intraepithelial neoplasia）。在不伴有非典型性的子宫内膜增生中包括良性增生、单纯性增生和复杂性增生；非典型增生/子宫内膜样上皮内瘤变中包括单纯性非典型增生、复杂性非典型增生和子宫内膜上皮内瘤变（EIN）。对于不伴有非典型性的子宫内膜增生在临床中通常采用大剂量的孕激素治疗，而非典型子宫内膜增生/子宫内膜样上皮内瘤变采用大剂量孕激素或手术治疗。有研究显示，不伴有非典型性增生的子宫内膜增生，1% ~ 3% 的病例可进展为癌，而伴有非典型性增生者随后发展为癌的比例则达到23%。因此，在子宫内膜细胞学涂片中，对两者进行识别判断是非常重要的。

## 一、组织病理学

### （一）单纯性增生

呈弥漫性增生，腺体与间质的比例＞1 ∶ 1 ~ 3 ∶ 1，腺体囊状扩张，大小形状不一；局部腺体轻度聚集，轻微分支伴内折和出芽，无复杂结构；腺体上皮细胞柱状，呈假复层排列，核卵圆或细长形，大小形状较一致，染色质分布均匀，核仁小而不明显，常有核分裂象；纤毛细胞化生常见，可有鳞状化生（桑葚化生）。

### （二）复杂性增生

病变局灶或广泛，可与单纯性增生并存，腺体间质比明显增加（＞3 ∶ 1），腺体密集，腺体大小形状明显不等，复杂分支伴有乳头状内折和外凸（出芽）；间质稀少或致密，但腺体之间是有间质分隔的，即使是薄层的内膜样间质细胞，腺上皮细胞与增殖期子宫内膜类似，但细胞体积稍大一些。纤毛细胞化生、鳞状化生和嗜酸性化生常见。

### （三）单纯性非典型增生

在单纯性增生的基础上，腺体上皮细胞出现非典型性。此时，细胞较无非典型单纯性增生相比，细胞核变圆，核膜可以不光滑，大小形状不一，染色质分布不均匀，或粗块状，而使核呈空泡状，或淡染，核仁大而明显。

### （四）复杂性非典型增生

在复杂性增生的基础上，腺体上皮细胞表现出非典型性，与无非典型性复杂性增生相比，细胞核变圆，核膜可以不光滑，大小形状不一，染色质分布不均匀，或粗块状，而使核呈空泡状，或淡染，核仁大而明显，核分裂象不定，可见细胞凋亡；除了假复层排列，细胞失去极向而真正复层化也常见。有关非典型程度和范围并无明确的诊断标准，但通常相当比例的非典型性，而非局灶性改变，才构成诊断。

## 二、细胞学

对于子宫内膜细胞学涂片的判读，因其对于形态结构的保存劣于组织学，很难准确判断腺体 / 间质比例等情况，故在子宫内膜细胞学分类中只将良性增生性改变与子宫内膜非典型增生性改变进行分类，在此基础上未再进行更细化的分类。对于不伴有非典型性子宫内膜增生的腺体有各种大小、形状，腺体 / 间质比例较增殖期子宫内膜增加，但细胞学没有明显异型。伴有非典型性的 AH/EIN 在子宫内膜增生基础上同时具有细胞异型。非典型增生和 EIN 均是Ⅰ型子宫内膜癌的前驱病变，因此，在子宫内膜癌筛查中，对其进行早期识别、早期处理尤其重要。

### （一）良性增生性改变

在良性增生的子宫内膜细胞学涂片中，背景清晰，呈单相，细胞量丰富，以中等至大的细胞群落为主，群落边缘略不规则，可出现折叠或有分支状结构，或“管状”细胞群落两端直径相差较大、群落扩张，在细胞群落周围可见黏附单个散在或成片的间质细胞。细胞排列密集呈假复层排列，细胞略增大，细胞核圆形 / 卵圆形、染色质略增粗，细胞大小较一致，可见核分裂象。鳞状化生和纤毛化生常见（图 5-1 至图 5-9）。

### （二）子宫内膜非典型增生性改变

在子宫内膜增生性改变的基础上伴有细胞异型性的出现。在子宫内膜细胞学涂片中表现为细胞量丰富，以小至中等的细胞群落为主，群落边缘不规则，可呈分支或出芽状，偶可见细胞逸出于细胞群落边缘，在

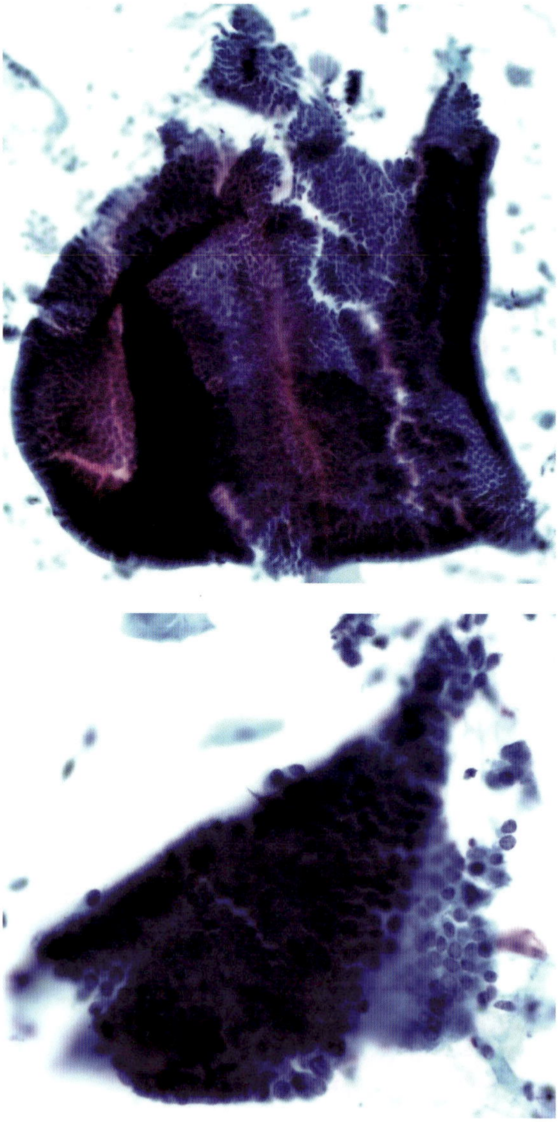

图 5-1 良性子宫内膜病变最常见的改变是群落的增大，其实际上是腺体增大而发生折叠（上图：×40，巴氏染色；下图：×40，巴氏染色）

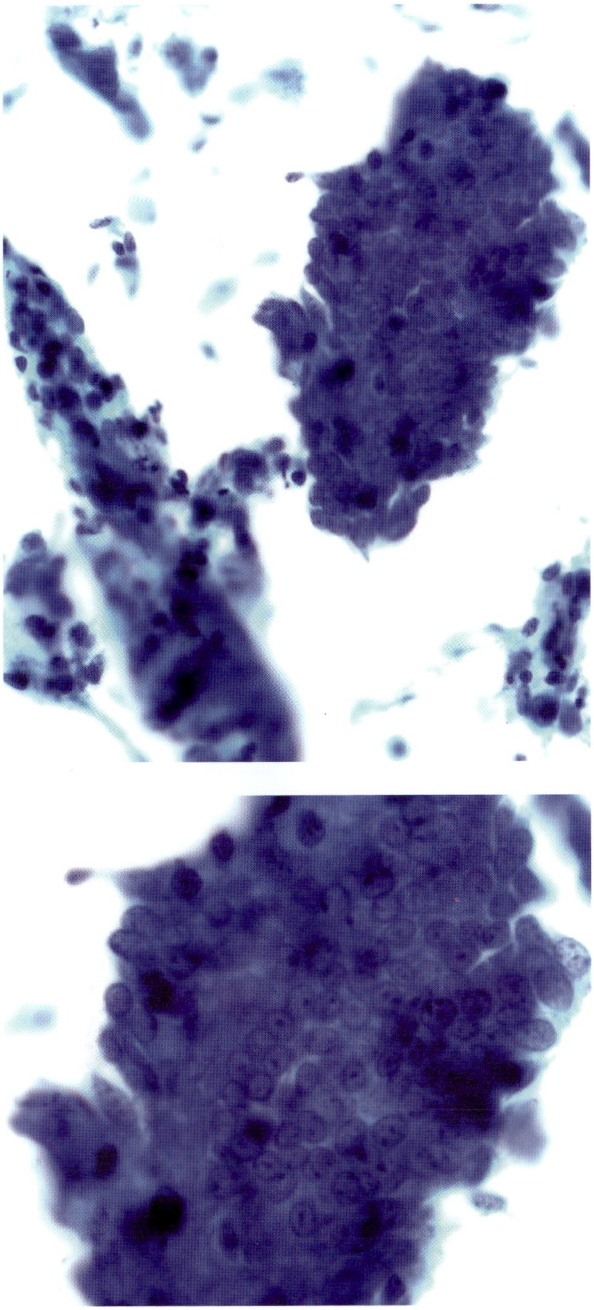

图 5-2　片状群落边缘不规则，细胞排列呈假复层，细胞拥挤，核圆形或卵圆形，可见染色质集结点（上图：×40，巴氏染色；下图：×100，巴氏染色）

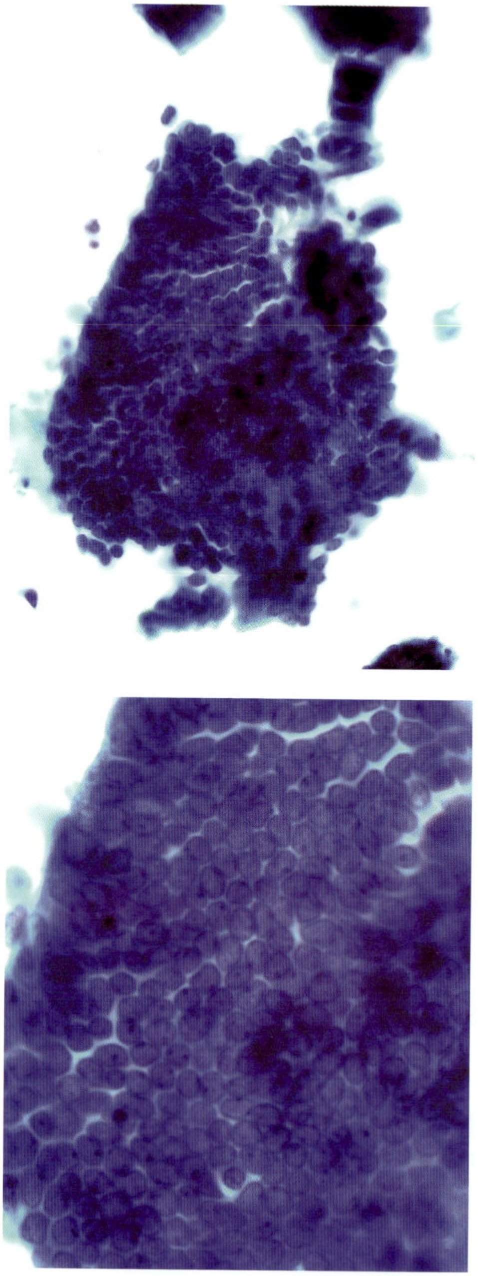

图 5-3 片状群落中细胞排列呈假复层，细胞拥挤（上图：×**40**，巴氏染色；下图：×**100**，巴氏染色）

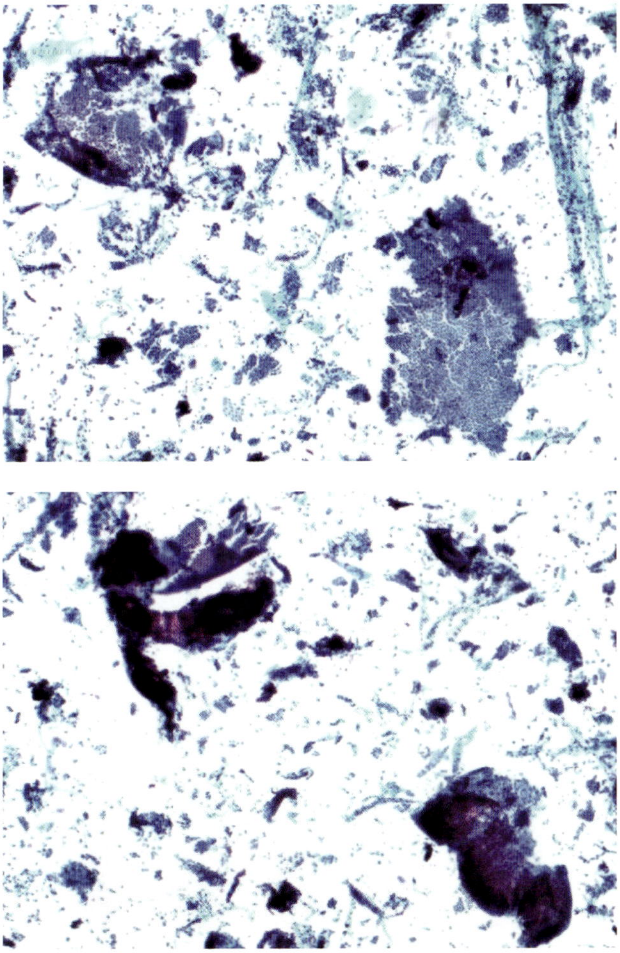

图 5-4　涂片中细胞量丰富，大的片状群落形态为主，细胞排列紧密，子宫内膜细胞形态未见明显异型。细胞学诊断：良性子宫内膜增生性病变；组织病理学：绝经后子宫内膜息肉（×10，巴氏染色）

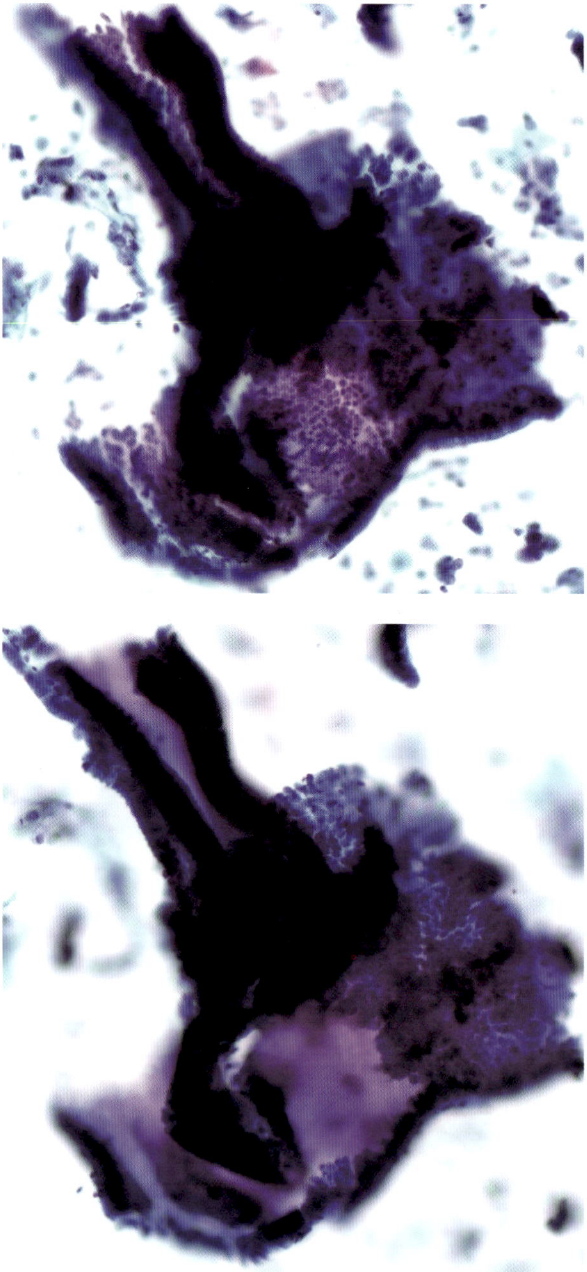

图 5-5　片状上皮细胞群落发生折叠，形态不规则。调动显微镜微调细胞形态未见明显异常（×20，巴氏染色）

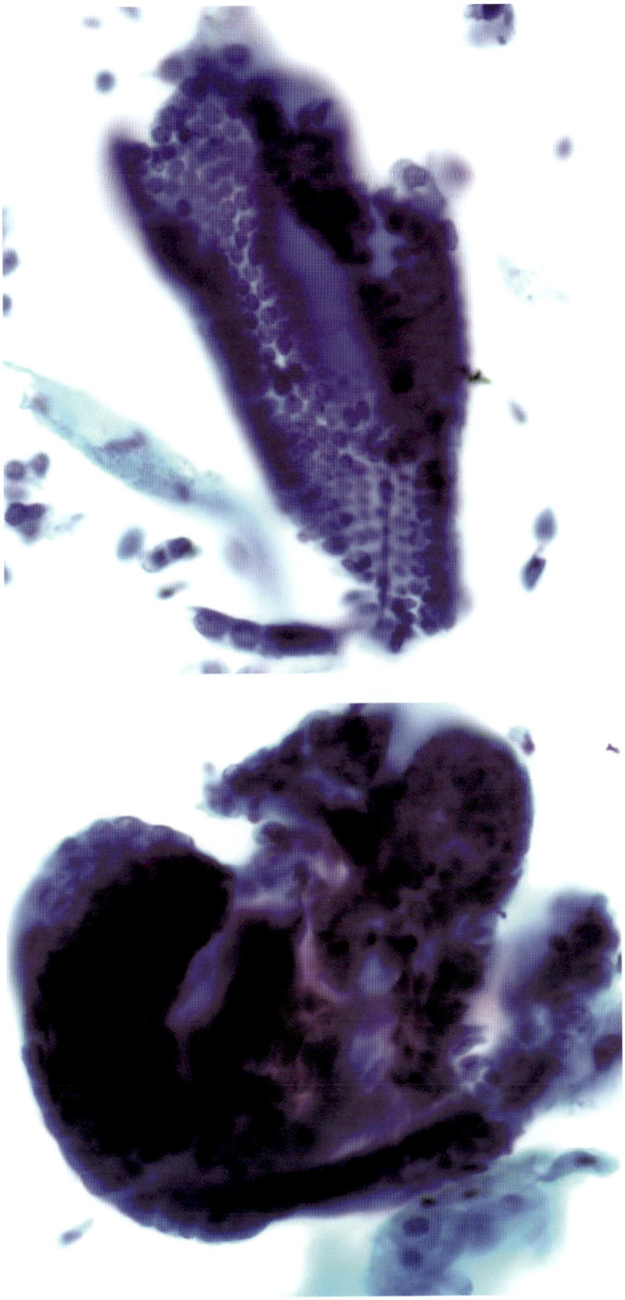

图 5-6　片状上皮细胞群落发生折叠和卷曲明显，形态不规则（×40，巴氏染色）

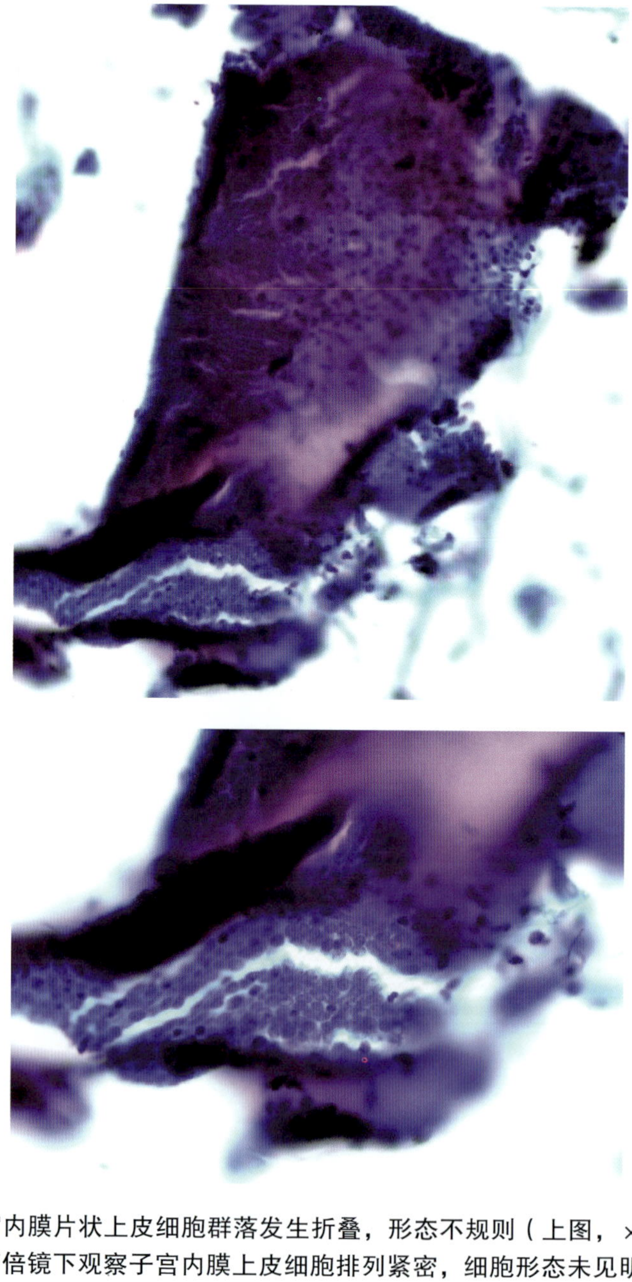

图 5-7　子宫内膜片状上皮细胞群落发生折叠，形态不规则（上图，×**20**，巴氏染色）。局部高倍镜下观察子宫内膜上皮细胞排列紧密，细胞形态未见明显异型（下图，×**40**，巴氏染色）

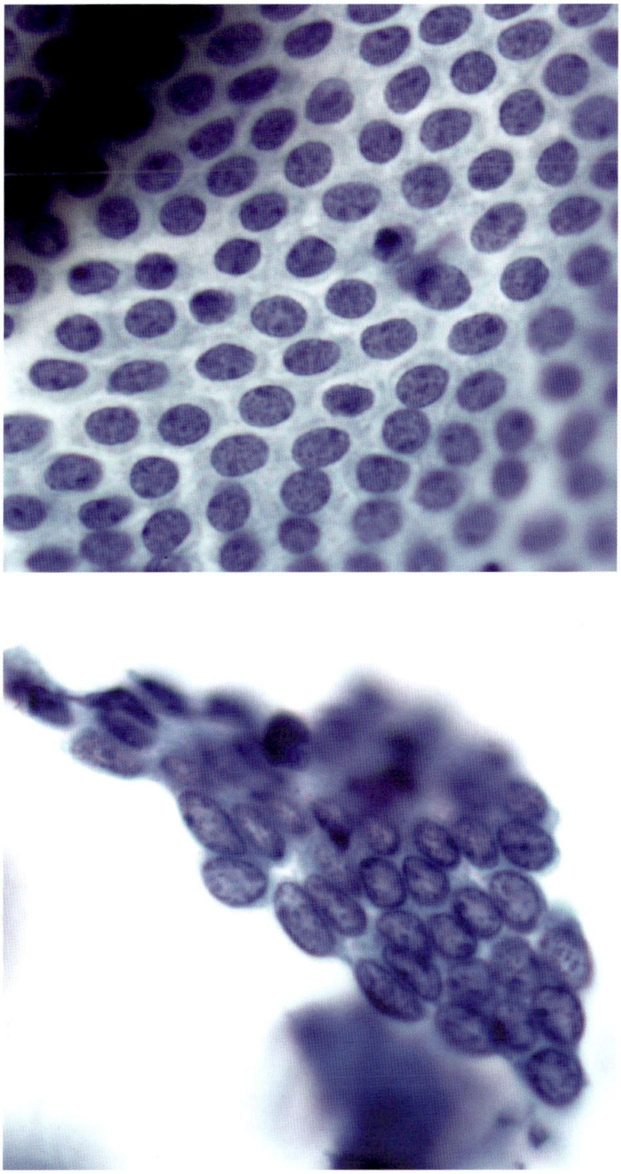

图 5-8　子宫内膜上皮形态未见明显异型:（上图，×100，巴氏染色）同一病例中可见子宫内膜上皮细胞呈萎缩样改变，细胞大小形态一致，细胞核单层排列且间隙规则。（下图，×100，巴氏染色）同一病例的另一些细胞排列紧密，细胞核间的间隙消失，染色质稍显粗糙，细胞的大小一致，细胞极向性存在

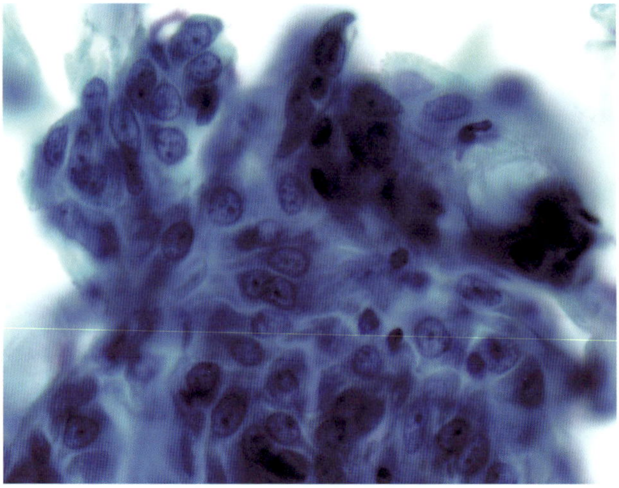

**图 5-9　子宫内膜上皮细胞鳞状化生：子宫内膜上皮细胞胞质增厚，可见细胞间桥，上皮细胞大小一致，出现明显的核仁（×100，巴氏染色）**

细胞群落周围的间质细胞少见；细胞排列密集，极向消失，细胞核间间隙不规则，细胞核增大、染色质增粗，细胞核之间可有大小不一致；核膜不规则、增厚，核仁明显；细胞团偶可形成三维立体结构，呈乳头样或花团样，核偏位，有胞质内空泡；无肿瘤性背景。

对于 EIN 的诊断并不需要出现典型的细胞学非典型性，而更侧重腺体结构的改变（腺体与间质的比例）以及其与背景腺体不同的细胞学改变。因此，虽然子宫内膜细胞涂片最大程度保留了一定的结构特征，但其对 EIN 的诊断识别存在很大的局限性和困难。对我们前期的诊断结果进行总结分析时发现，非典型增生 4 例漏诊均为 EIN。在 EIN 细胞学涂片中的特点为，细胞量丰富，以单个散在的上皮细胞为主，而大的片状、管状等上皮细胞群落少见。细胞呈高柱状，细胞核圆形 / 卵圆形，染色质匀细，核膜规则，胞质量丰富。因此，对于 EIN 在子宫内膜细胞学中是否有规律性的特殊表现，尚需要在今后的临床工作中进一步积累经验进行总结（图 5-10 至图 5-17）。

病例：某女性，38 岁，以不规则阴道出血为主要临床表现，经阴道超声提示子宫内膜厚约 17 mm，细胞学诊断：子宫内膜非典型增生性改变；组织病理学诊断：子宫内膜腺体增生，排列密集，部分腺体可见出芽，形态不规则，细胞核增大，可见核仁，形态考虑为子宫内膜复杂性增生，局灶伴非典型增生。

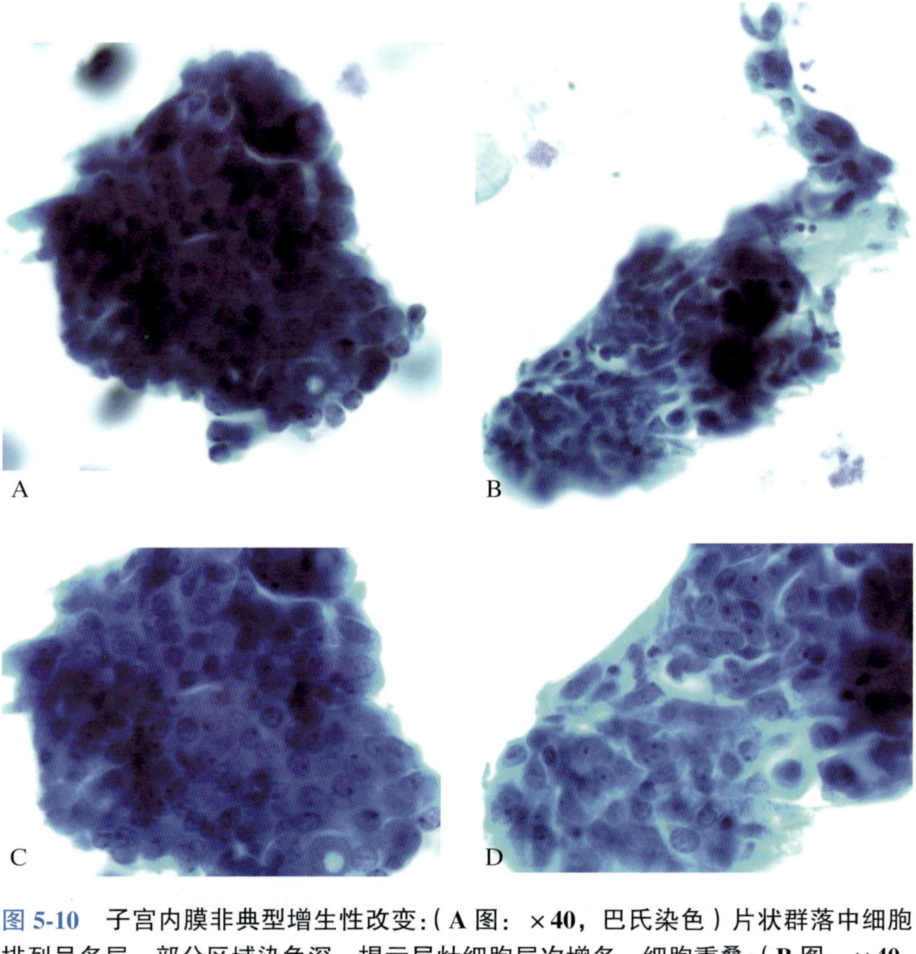

图 5-10 子宫内膜非典型增生性改变：（A 图：×40，巴氏染色）片状群落中细胞排列呈多层，部分区域染色深，提示局灶细胞层次增多，细胞重叠；（B 图：×40，巴氏染色）片状群落的边缘有细胞逸出，呈乳头状突出；（C 图和 D 图：×100，巴氏染色）片状群落高倍镜下观察到其中一层细胞形态，细胞极向性消失，细胞核增大，核仁大而明显

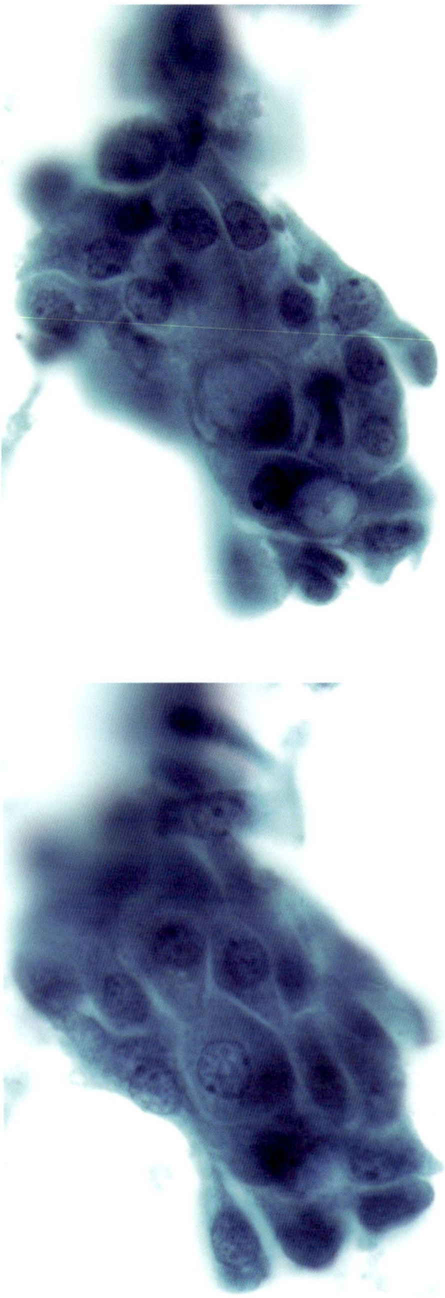

图 5-11　子宫内膜非典型增生性改变中细胞形态：细胞核变圆，核仁清晰，少量细胞核中可见 2 个核仁，少量细胞胞质中可见空泡（×100，巴氏染色）

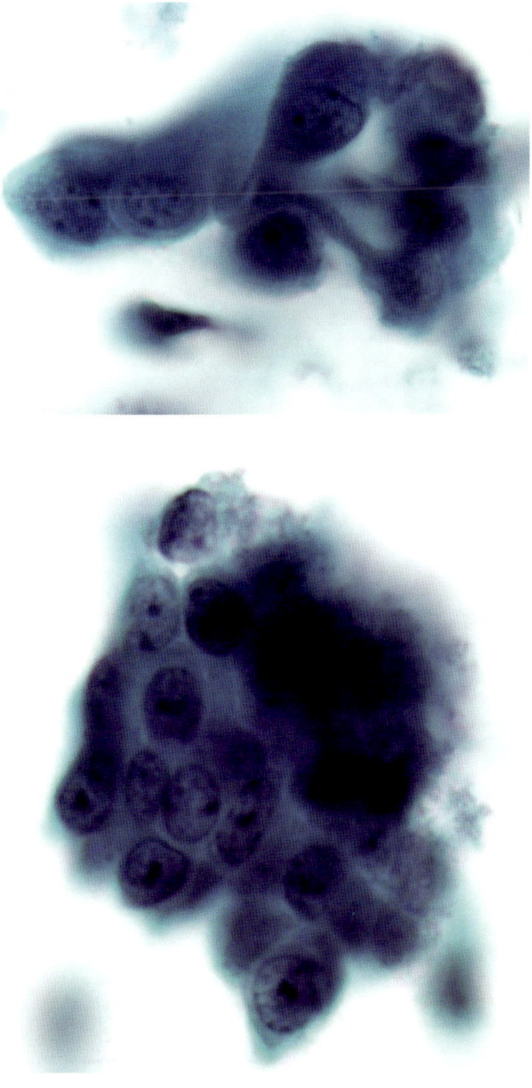

图 5-12　子宫内膜非典型增生性改变中细胞形态：细胞核增大，大小不一，胞质增多增厚，染色质增粗，核仁清楚，少量细胞核中可见 2 个核仁（×100，巴氏染色）

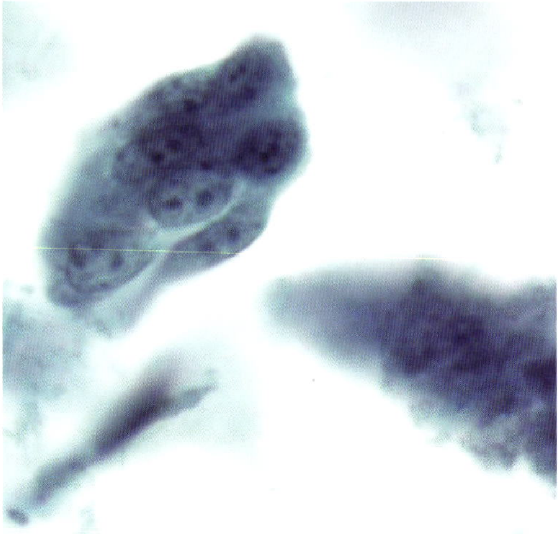

图 5-13 子宫内膜细胞染色质增粗，核质比增高，核仁明显且多个。细胞学诊断：子宫内膜非典型增生性改变，组织病理学诊断：子宫内膜复杂性增生，局灶伴非典型增生（×100，巴氏染色）

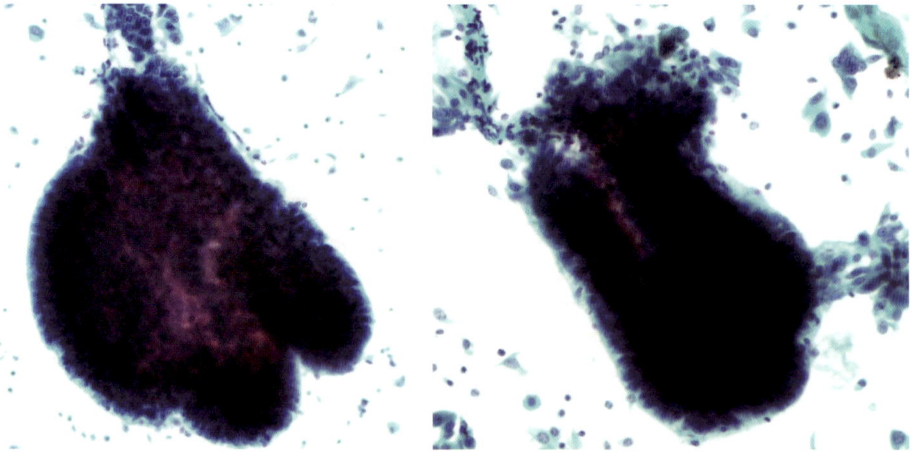

图 5-14 管状腺体的扩张（上图：×40，巴氏染色；下图：×20，巴氏染色）

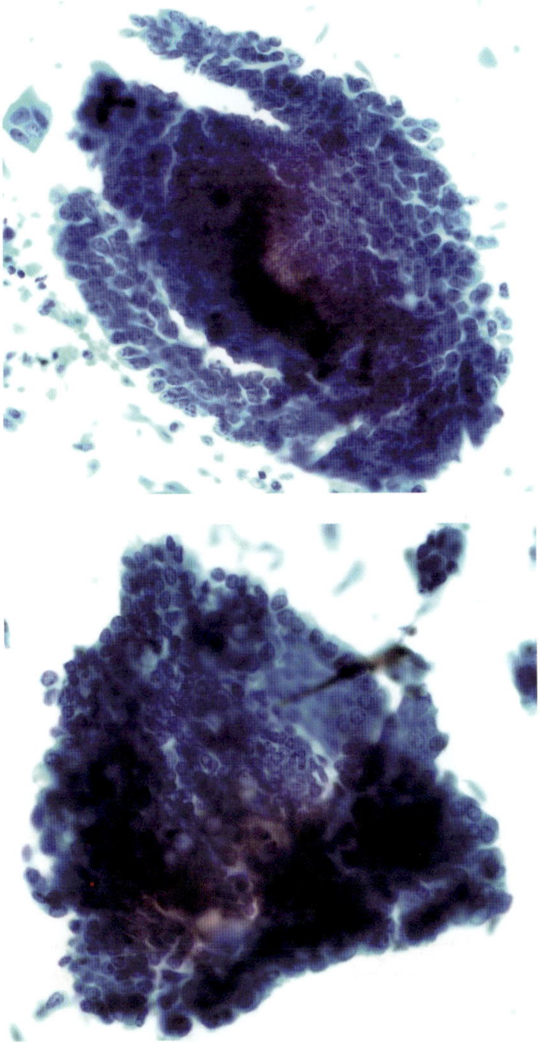

图 5-15　片状群落不规则（上图：×40，巴氏染色；下图：×40，巴氏染色）

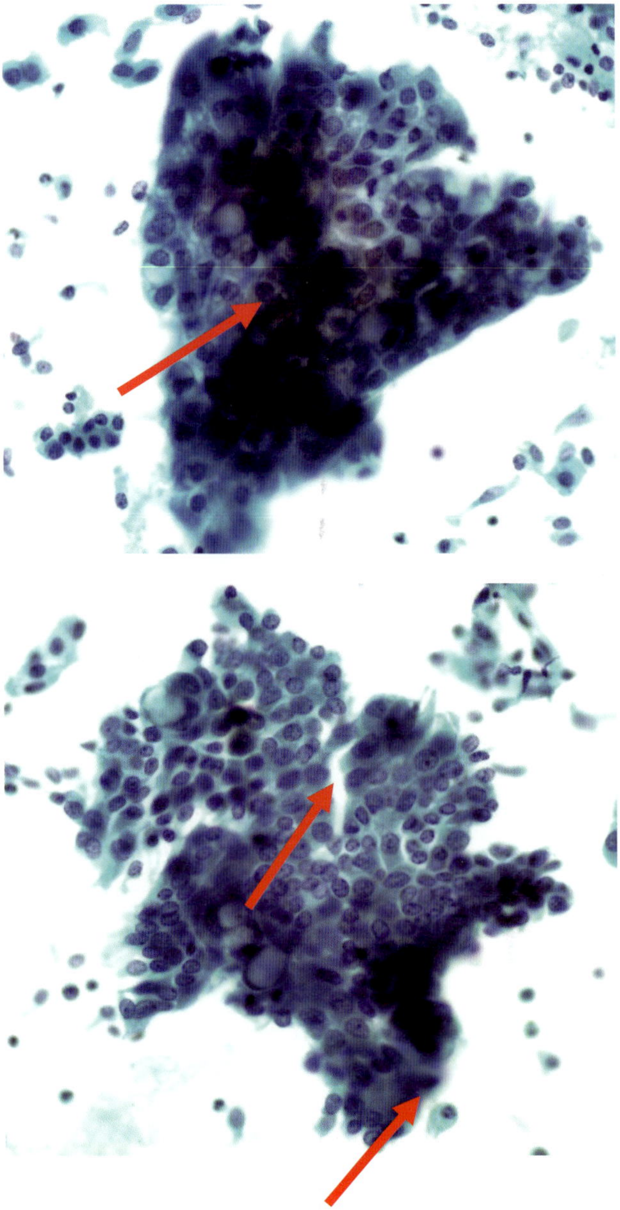

图 5-16　不规则片状群落中，部分细胞出现胞质内空泡（红色箭头处）(上图：×40，巴氏染色；下图：×40，巴氏染色)

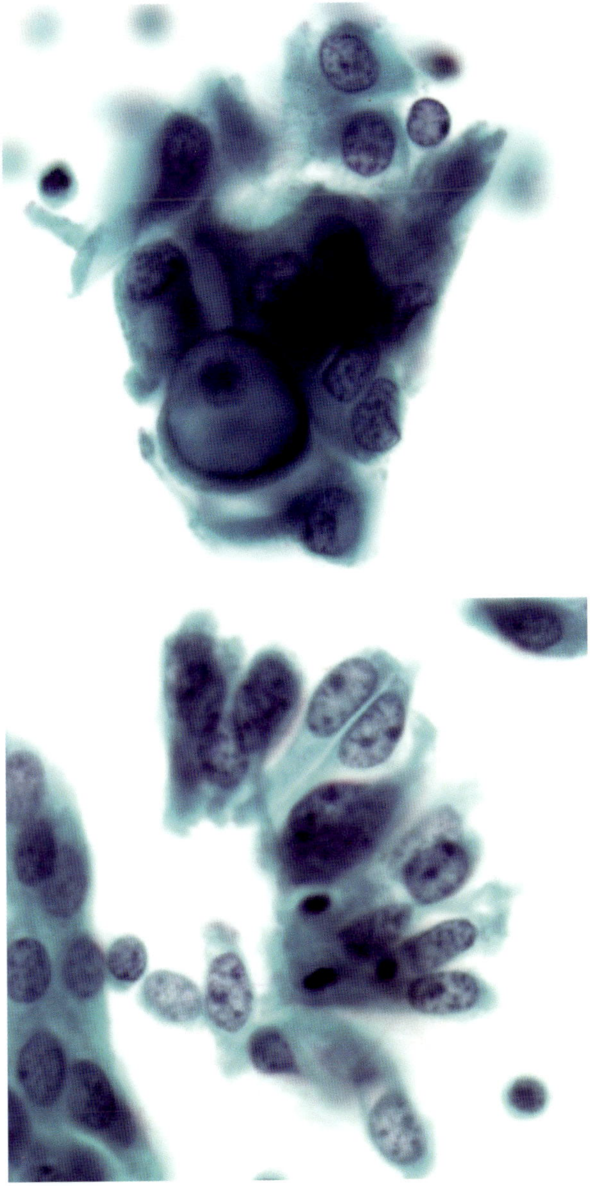

图 5-17　个别细胞胞质内出现空泡（上图：×100，巴氏染色），细胞染色质粗糙（下图：×100，巴氏染色）

（陈　锐　文　佳）

# 第六章 子宫内膜癌

据最新统计数据显示，在欧美等发达国家以及我国北京、上海等发达城市，子宫内膜癌已超过宫颈癌成为女性生殖系统最常见的恶性肿瘤，发病率为（10 ～ 25）/10 万人 / 年。其平均发病年龄 63 岁，仅 5% 病例＜ 40 岁。1983 年，Bokhman 根据子宫内膜癌的临床、代谢和内分泌等特点将子宫内膜癌分为两种类型，其中Ⅰ型子宫内膜癌占 70% ～ 80%，多发生于围绝经期和绝经后女性，为雌激素依赖性，以内膜样腺癌和黏液腺癌为代表，多伴有子宫内膜非典型增生和（或）EIN，恶性程度较低，临床进展缓慢，预后较好。Ⅱ型癌占 10% ～ 15%，与雌激素过度刺激无关，发病年龄晚于Ⅰ型癌约 10 年，多发生于萎缩性子宫内膜的基础上，以浆液性癌为主，少部分为透明细胞癌，其癌前期病变尚未明确，具有高度侵袭性，预后较差。

对于子宫内膜癌的分类普遍采用 WHO 分类法，近年来随着对子宫内膜癌病理诊断及基础研究领域的进展，2014 WHO 妇科肿瘤分类在 1994/2003 WHO 分类的基础上做出了相应调整。在组织学亚型分类中去除了一些不常见类型，如“鳞状细胞癌、移形细胞癌”，增加了“去分化癌”这一病理亚型。同时，将旧分类中的“小细胞癌”并入神经内分泌肿瘤，并强调本组病变预后较差。对于混合性子宫内膜癌，旧分类中定义为每种组织类型肿瘤占比为 10%，且当Ⅱ型癌比例达到 25% 时预后较差，而新分类中明确每种组织类型肿瘤占比为 5% 即构成诊断，且当Ⅱ型癌比例达 5% 时便会影响预后。在 2014 WHO 妇科肿瘤分类中，将子宫内膜癌分类如下：子宫内膜样腺癌、黏液腺癌、浆液性癌、透明细胞癌、神经内分泌肿瘤、混合性癌、未分化癌和去分化癌。

## 一、子宫内膜癌组织病理学特点

对于子宫内膜癌的组织病理学诊断，主要依靠腺体结构和形态的改变，以下简述几种常见子宫内膜癌的组织病理学形态特点。

### （一）子宫内膜样腺癌

多数患者为 60 ~ 70 岁，但有 5% < 40 岁。尽管 EEC 常伴子宫内膜增生，但实际工作中，还是有相当多病例，不伴有子宫内膜增生，而是发生于绝经后萎缩的子宫内膜。最常见的临床表现为绝经后出血，年轻一些的患者表现为不规则阴道出血。

组织病理学特点表现为有结构复杂筛网状结构或有腔内乳头形成的巨大腺体；互相排列紊乱，腺体融合，腺体分支及相互搭桥，缺乏内膜间质；广泛或融合的乳头结构；具有以上任何一条，都倾向于诊断内膜癌。

25% ~ 50% 的子宫内膜样腺癌伴有鳞化现象，但这并不影响预后，子宫内膜癌的分级完全基于对非鳞化实性区域比例的评估，不能将鳞化的区域等同于实性区域而提升诊断分级。

### （二）子宫内膜黏液腺癌

主要由含有明显的胞质内黏液的高柱状细胞组成的子宫内膜癌，其临床特征和表现类似子宫内膜样腺癌。胞质内的黏液可经黏液卡红和 PAS 染色证明。绝大多数的黏液性腺癌为高分化，治疗主要以手术切除为主。

### （三）子宫内膜浆液性癌

多见于绝经后老年女性，与雌激素刺激无关。浆液性癌也可见于有乳腺癌、他莫西芬治疗及盆腔放疗历史的个体，有时与 BRCA1/2 基因突变，吸烟，多产，输卵管结扎后相关。绝经后出血是最常见的临床表现，一些病人表现为阴道浆液性血性分泌物，少数患者一发现即已广泛播散转移。子宫经常不大，肿瘤也常不明显，起源于子宫内膜息肉表面。任何比例的浆液性癌，即使所占比例 < 10%，也被认为有预后和治疗意义，应在病理报告中详细说明。

### （四）透明细胞癌

大体上常呈息肉样，质脆。常发生于萎缩的子宫内膜背景中，也可见于子宫内膜息肉内，可合并浆液性癌或内膜样腺癌。

肿瘤细胞胞质富含糖原而呈透明，或嗜酸性，细胞膜清晰，核大，核仁明显，但总体上核多形性不如浆液癌显著，核分裂象不如浆液性癌丰富。除了胞浆透明，腺囊状，乳头或实性等多样的生长方式是透明细胞癌的特点，被覆上皮立方，扁平或鞋钉样；另外与浆液性癌相比，其乳头小而圆，轴心常玻璃样变，细胞簇和微乳头结构不显著。可有细胞外玻璃样小体；约 10% 的病例有砂砾体，特别是富于乳头结构者，肌层浸润多见（约 80%）。

## 二、细胞病理学

子宫内膜癌是一组异质性癌，根据其组织结构和形态特点有内膜样癌、浆液性癌等多种组织病理学类型，但在子宫内膜细胞学涂片中由于没有足够的组织结构及形态特点作为分类诊断依据，便不再具体分型，在子宫内膜细胞学评价系统中统一描述为子宫内膜癌。

由于子宫内膜组织在发生癌变时，子宫内膜细胞呈现异常无序性生长，细胞之间的黏附性变差，因此在进行细胞学取材时，细胞容易脱落。通常情况下细胞学涂片中显示细胞量非常丰富，以小至中等细胞群落为主，背景中也可见大量单个散在细胞，很少见大的细胞群落；群落边缘不规则，可见出芽、成角等各种排列；细胞排列密集、堆叠，极向消失，细胞核间间隙不规则；细胞核增大、大小不一、染色质增粗，核膜厚、不规则，核仁明显，可单个或多个，偶可见巨核仁；细胞团可形成三维立体结构，呈花团样、腺腔样、乳头样排列等，在三维结构中还可见出芽现象或有细胞逸出于细胞群落边缘，核偏位，胞质丰富、空泡状，还可见一些特殊征象，如在细胞团的胞质中可见白细胞吞噬现象很常见。涂片背景中可有出血、坏死等肿瘤背景，如为陈旧性出血，可见含铁血黄素颗粒的絮状物。

在部分高分化子宫内膜样癌的细胞涂片中，细胞核形态并无明显的恶性特征，与良性增生子宫内膜细胞核特点相似。此时，应在涂片中仔细寻找其他特征以支持或排除诊断。如细胞量丰富，细胞排列不规则、细胞堆叠，有花瓣样、腺泡样排列，以及有白细胞吞噬现象等，均提示可能为子宫内膜癌的诊断。当癌灶面积大时，易于取到大量脱落的异常子宫内膜上皮细胞，但在局灶的子宫内膜癌细胞学涂片中，由于癌灶面积小，在取材时很可能只取到极少量异常细胞，整张细胞学涂片中以形态正常的子宫内膜细胞群落为主，此时应在整张涂片中仔细寻找有无上述异常提示的细胞。

子宫内膜细胞学或诊断性刮宫取材标本会有不满意取材的情况出现，尤其是对于绝经时间较长、内膜较薄的老年女性人群。通常情况下会认为，子宫内膜薄、取材细胞或组织少提示该患者发生子宫内膜癌的概率较低，但对于Ⅱ型子宫内膜癌易发生于萎缩的子宫内膜，在细胞学涂片中可能表现为以正常的萎缩子宫内膜细胞为主，但如果此时患者有绝经后不规则出血或妇科超声结果提示子宫内膜有异常发现时，应对整张涂片进行仔细观察，以免遗漏Ⅱ型子宫内膜癌（图 6-1 ～图 6-36）。

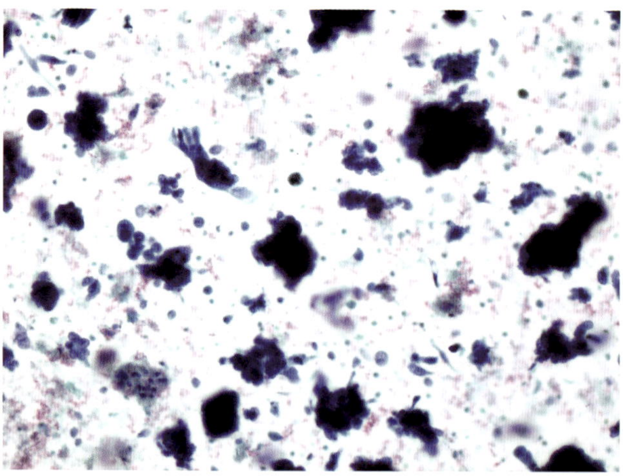

**图 6-1**　患者 **71** 岁，绝经 **19** 年，有不规则阴道出血，**B** 超提示子宫内膜不清，回声不均，宫腔可及强回声，边界欠清。低倍镜下可见涂片为血性背景，细胞群落以小群落为主，群落边缘不规则，细胞排列密集、堆叠，也可见散在单个的异型细胞。细胞学诊断：子宫内膜癌；组织病理学诊断：中分化子宫内膜样腺癌（ ×**20**，巴氏染色）

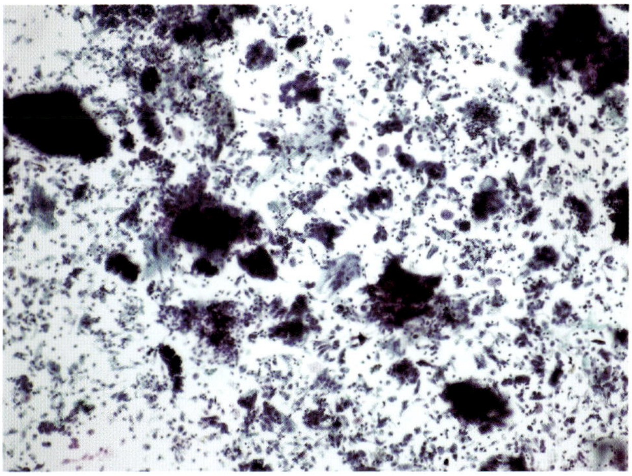

图 6-2 **40** 岁，未绝经，以不规则阴道出血为主要临床表现，涂片中可见子宫内膜细胞量丰富，细胞群落小而不规则，背景中可见单个散在的异型上皮细胞，泡沫细胞可见。细胞学诊断：子宫内膜癌；组织病理学诊断：中分化子宫内膜癌样腺癌（×**10**，巴氏染色）

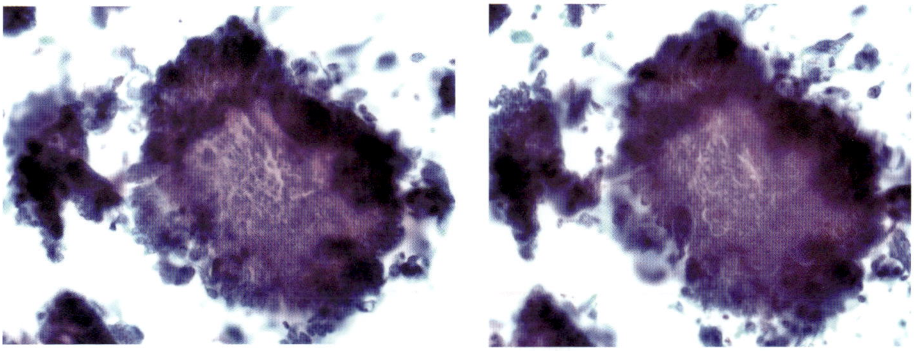

图 6-3 **51** 岁，未绝经，有不规则阴道出血，妇科超声提示子宫内膜厚 **28.3 mm**；在细胞学涂片中可见片状细胞群落层次增多，群落边缘不规则，有细胞逸出，细胞排列紧密、堆叠，调整微调后可见核膜增厚，核染色质呈毛玻璃样。细胞学诊断：可疑子宫内膜癌；组织病理学诊断：高 - 中分化子宫内膜腺癌（左图：×**40**，巴氏染色；右图：×**40**，巴氏染色）

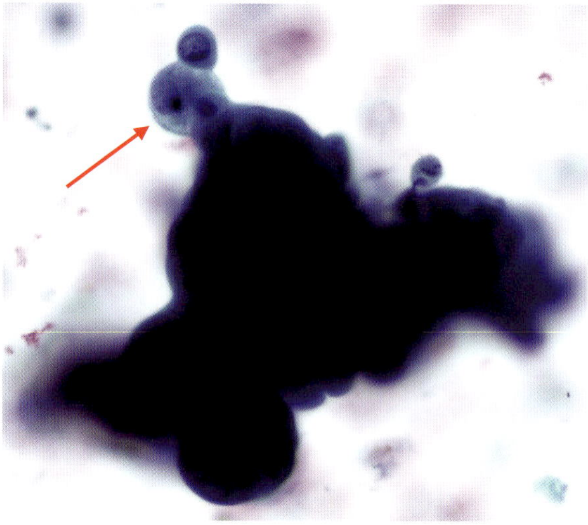

图 6-4 **71** 岁，绝经 **19** 年，有不规则阴道出血，妇科超声提示内膜回声不均，宫腔可及强回声，边界欠清。图片中可见细胞团呈三维立体状，边缘不规则见乳头状突起。细胞学诊断：子宫内膜癌；组织病理学：中分化子宫内膜样腺癌（×**40**，巴氏染色）

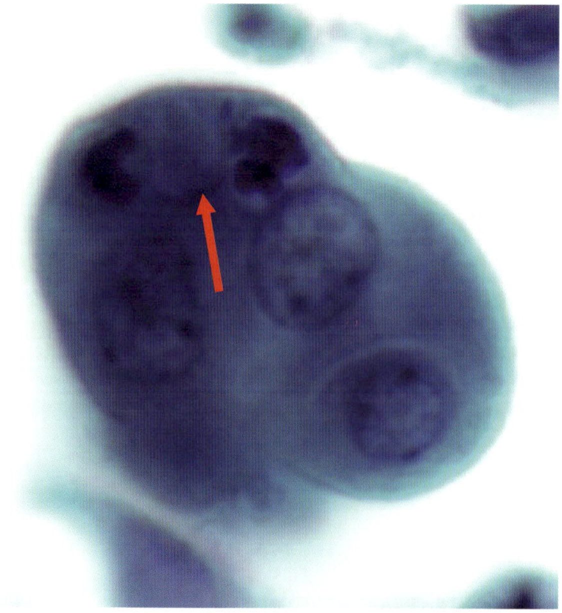

图 6-5 **53** 岁，未绝经，有不规则阴道出血，妇科超声提示子宫内膜异常；在细胞团中可见异常核分裂象；细胞学诊断：可疑子宫内膜癌；组织病理学诊断：高分化子宫内膜样腺癌（×**100**，巴氏染色）

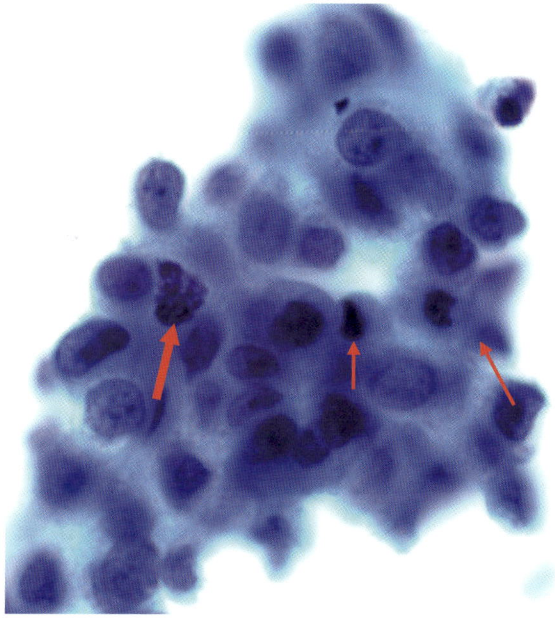

图 6-6　**74 岁，绝经 22 年，**有不规则阴道出血，在细胞团中可见异常的核分裂象（红色箭头处）。细胞学诊断：可疑子宫内膜癌；组织病理学诊断：子宫内膜样腺癌，不除外浆液性分化（×**100**，巴氏染色）

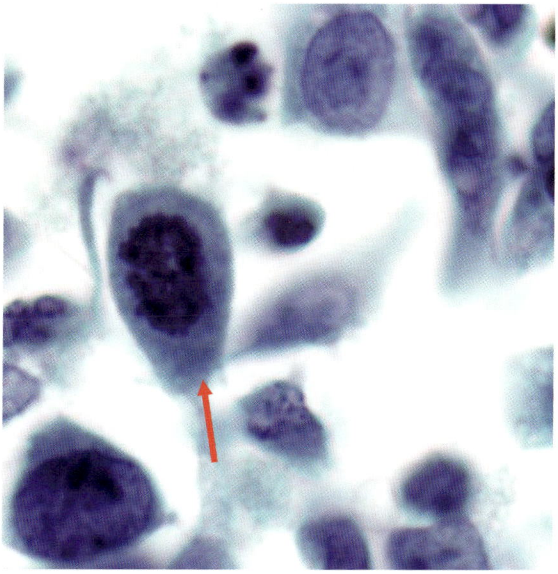

图 6-7　**58 岁，绝经 6 年，**有不规则阴道出血，妇科超声提示宫腔不均质回声 **32mm×15 mm**，涂片中以单个散在细胞为主，细胞多形性、异型性明显，可见异常核分裂象（红色箭头处）。细胞学诊断：可疑子宫内膜癌；组织病理学诊断：混合型子宫内膜腺癌，大部分为中分化子宫内膜样腺癌（约 **85%**），少部分为浆液性腺癌（约 **15%**）（×**100**，巴氏染色）

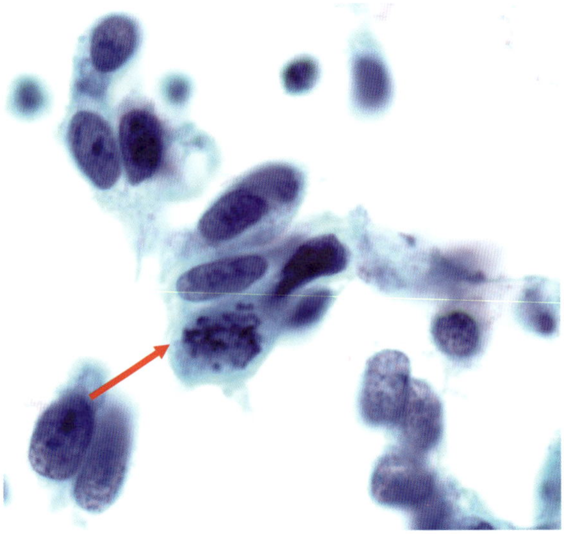

图 6-8 **74 岁，绝经 22 年，有不规则阴道出血，涂片中可见细胞核增大，染色质增粗，核质比明显升高，可见大核仁和异常的核分裂象（红色箭头处），细胞排列极向紊乱。细胞学诊断：可疑子宫内膜癌；组织病理学诊断：子宫内膜样腺癌，不除外浆液性分化（×100，巴氏染色）**

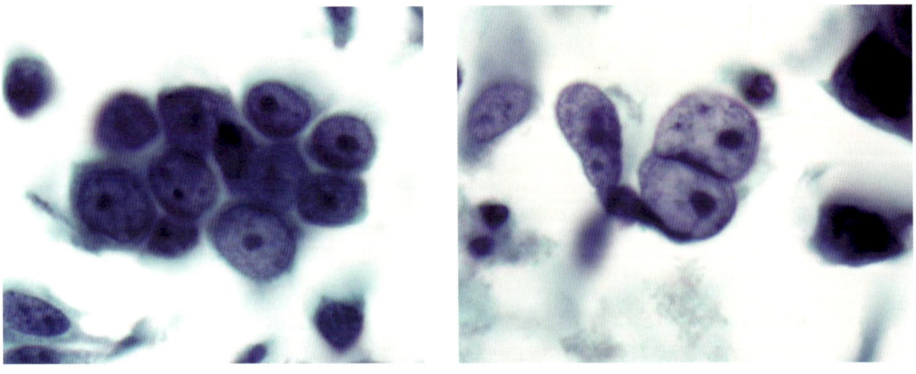

图 6-9 **58 岁，绝经 6 年，有不规则阴道出血，妇科超声提示宫腔不均质回声 32 mm×15 mm，子宫内膜细胞学涂片可见细胞核明显增大，核膜增厚，核仁巨大，核 / 质比显著升高；细胞学诊断：子宫内膜癌；组织病理学诊断：混合型子宫内膜腺癌，大部分为中分化子宫内膜样腺癌（约 85%）。少部分为浆液性腺癌（约 15%）（×100，巴氏染色）**

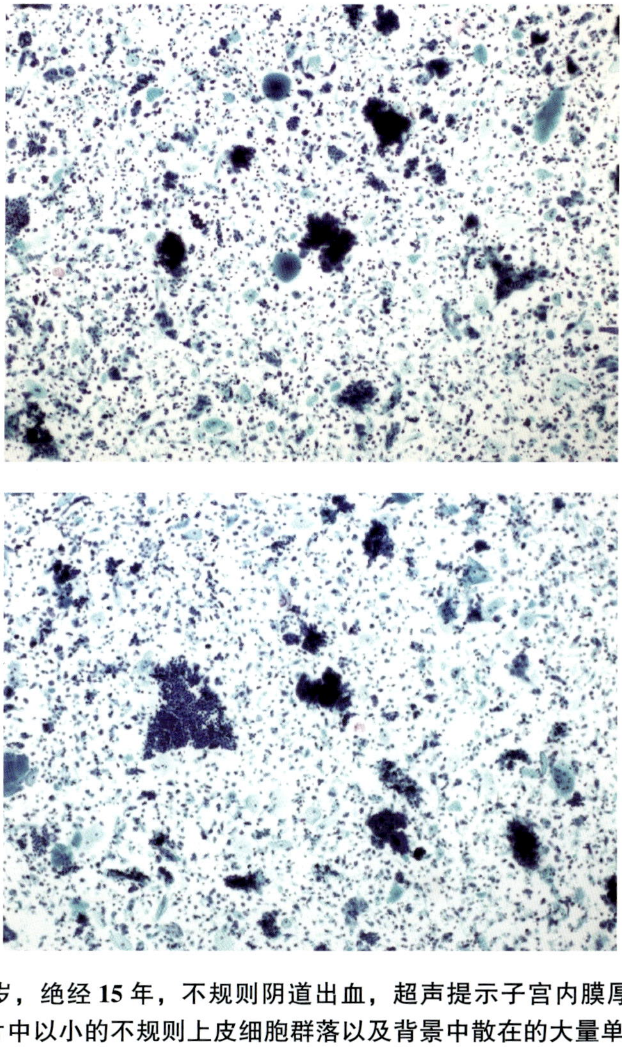

图 6-10　**67 岁，绝经 15 年，不规则阴道出血，超声提示子宫内膜厚 15 mm，低倍镜下，涂片中以小的不规则上皮细胞群落以及背景中散在的大量单个细胞为主。**细胞学诊断：可疑子宫内膜癌；组织病理学诊断：子宫内膜息肉内表浅腺体癌变，结合形态及免疫组织化学结果倾向于透明细胞腺癌或浆液性腺癌（×10，巴氏染色）

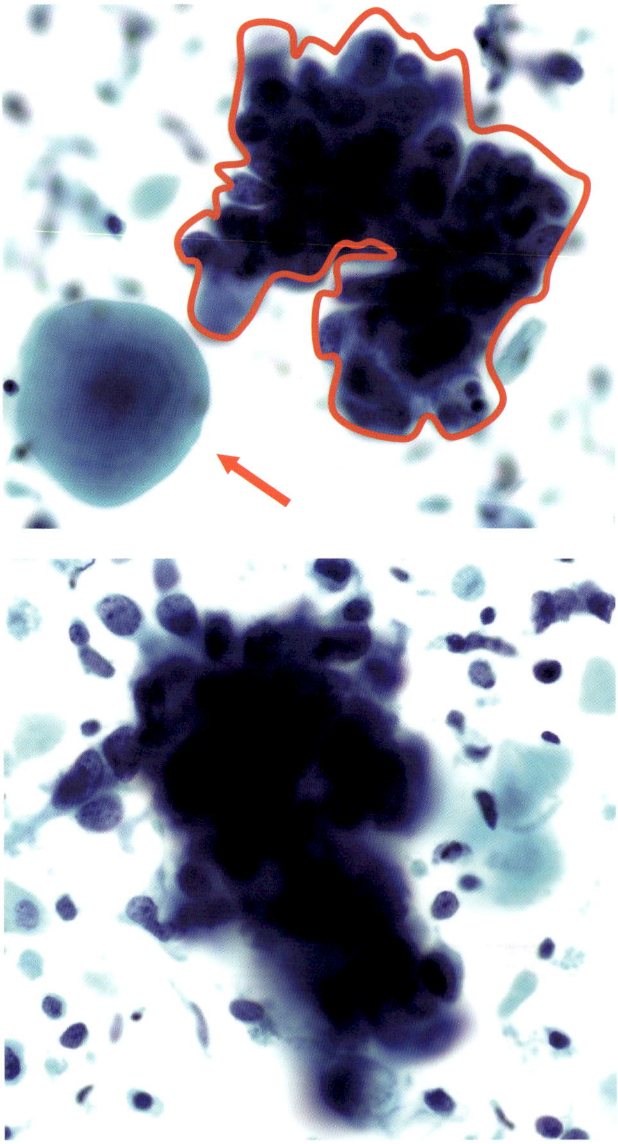

图 6-11 高倍镜下可见异型细胞组成的不规则群落和少量黏液（红色箭头）（×40，巴氏染色）

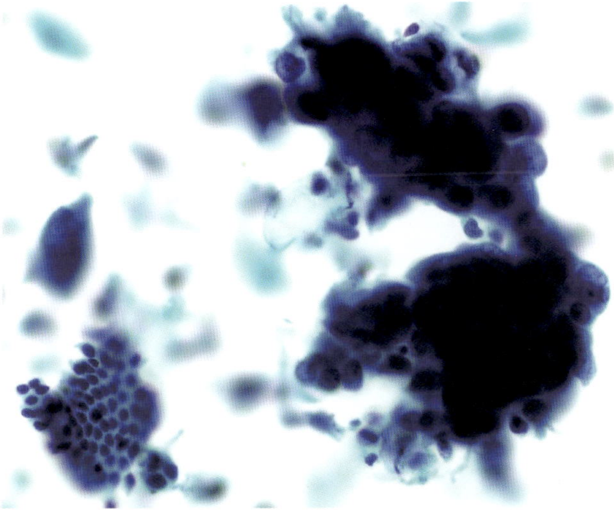

图 6-12　涂片左下角为正常的片状子宫内膜上皮细胞群落，右侧异型细胞群落边缘不规则，可见单个细胞从群落边缘“逃逸”现象，间质细胞较少见（×40，巴氏染色）

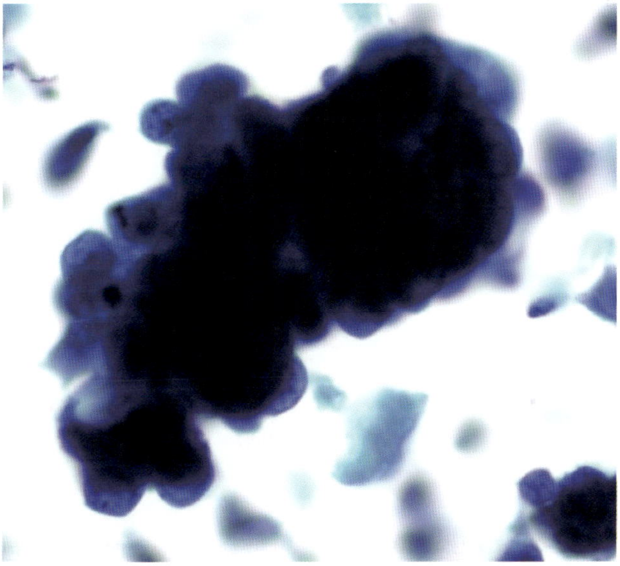

图 6-13　细胞群落边缘不规则，呈三维立体结构，细胞核明显增大，可见小的乳头结构突出群落边缘（×40，巴氏染色）

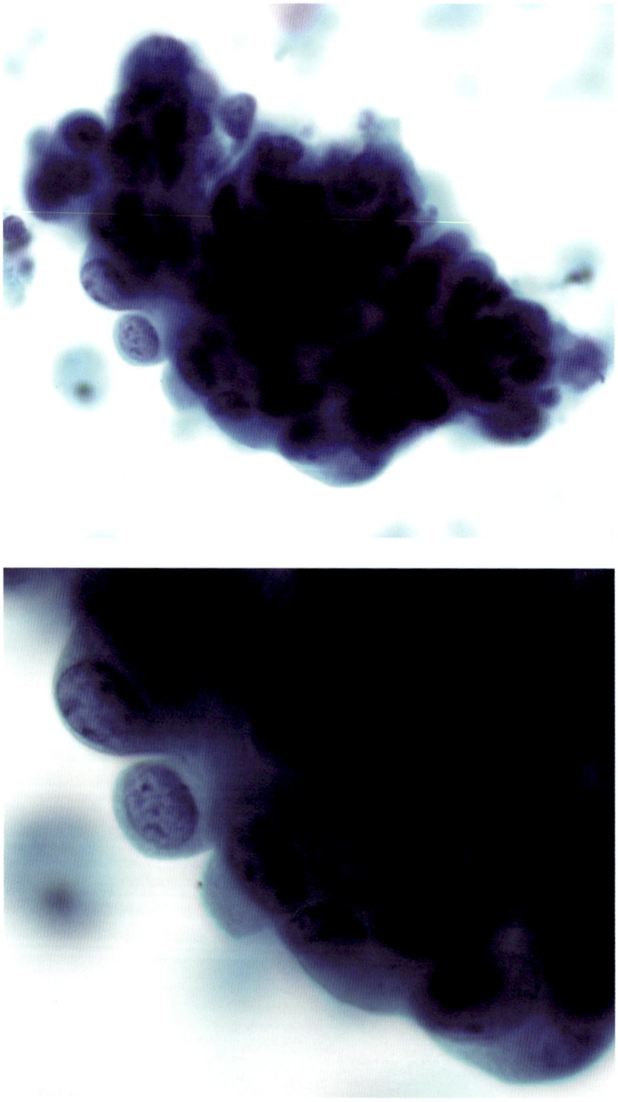

图 6-14　细胞群落边缘不规则，可见明显增大的异型细胞，排列呈三维立体结构（上图：×40，巴氏染色；下图：×100，巴氏染色）

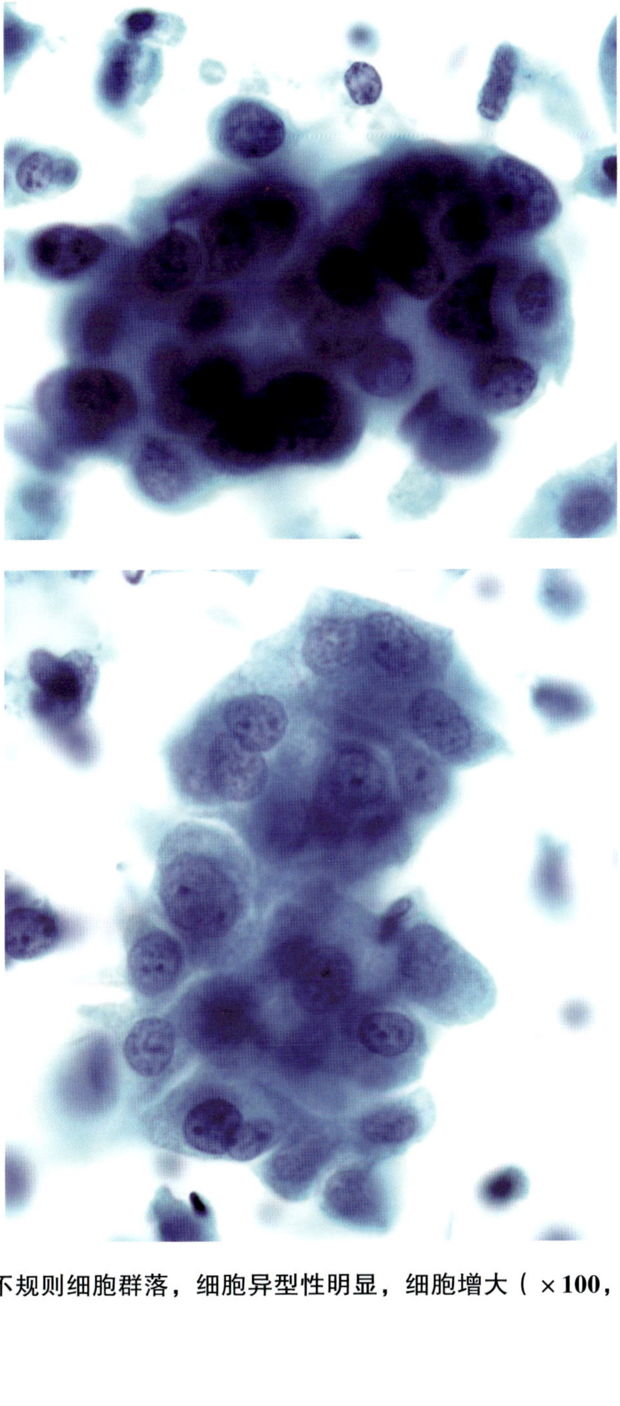

图 6-15　不规则细胞群落，细胞异型性明显，细胞增大（×100，巴氏染色）

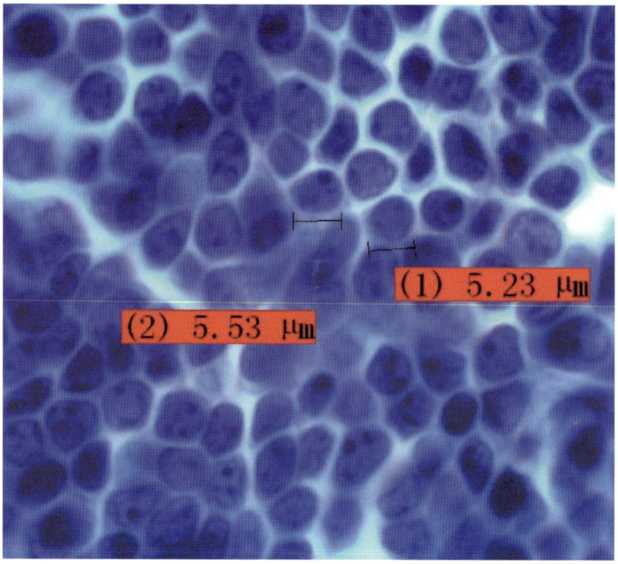


图 6-16 正常增生期子宫内膜细胞学涂片中，在显微镜下测量细胞核大小，分别为 5.53 μm 和 5.23 μm（×100，巴氏染色）

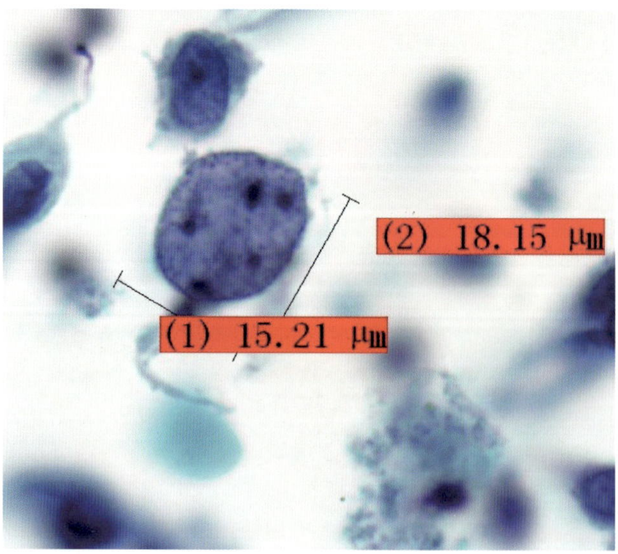


图 6-17 子宫内膜癌细胞学涂片中，可见大的“裸核”，通过测量细胞核大小，长径为 18.15μm，相对正常的上皮细胞明显增大（×100，巴氏染色）

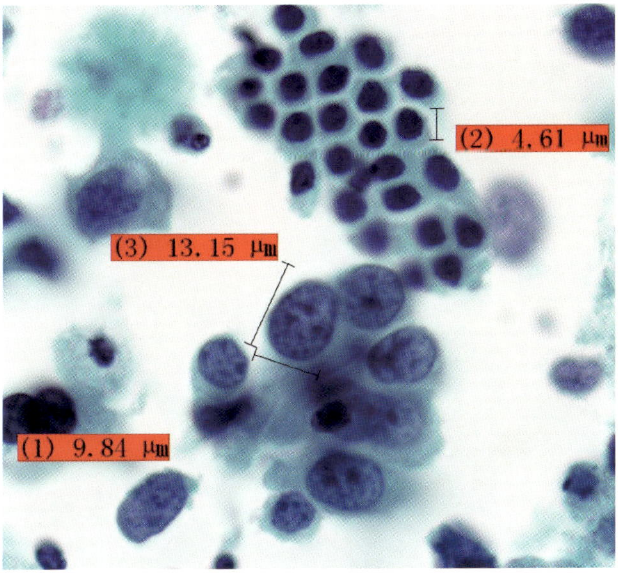


图 6-18 涂片中正常上皮细胞团和异常上皮细胞团同时存在，在显微镜下测量细胞大小，异型细胞较正常细胞明显增大，且有花瓣样排列（×100，巴氏染色）

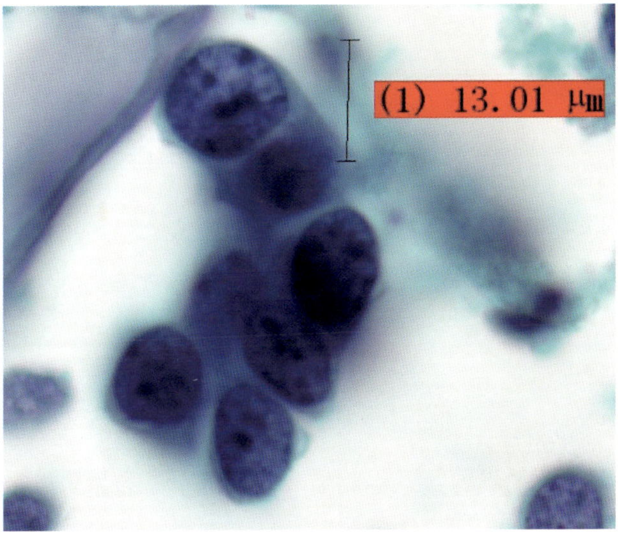


图 6-19 相比正常子宫内膜，异型细胞核明显增大（×100，巴氏染色）

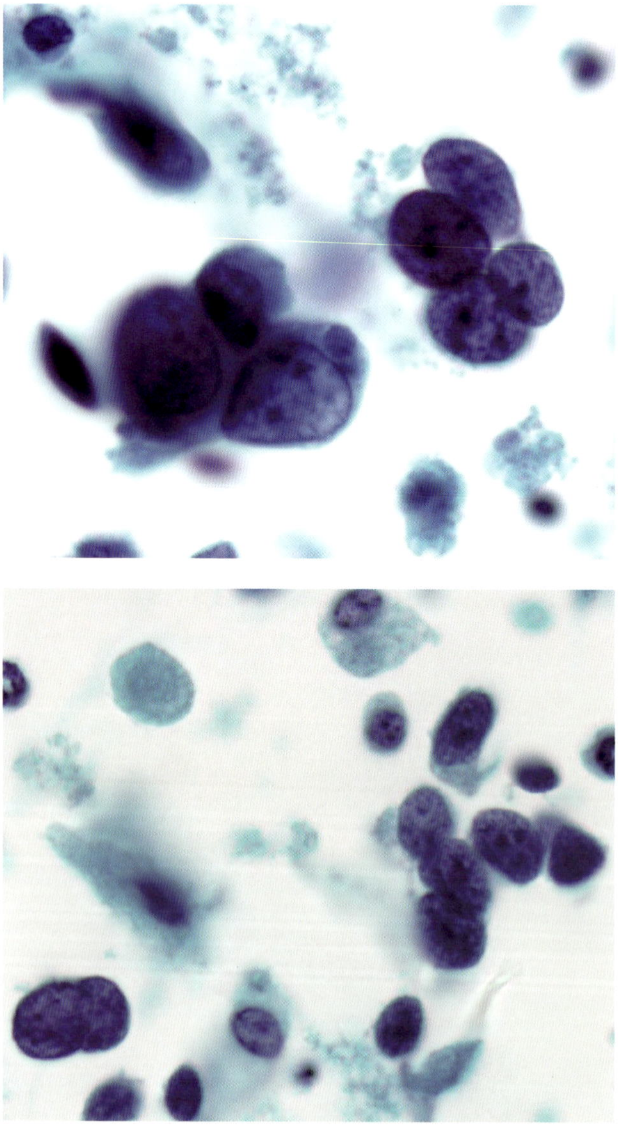

图 6-20 背景中散在的细胞以“大裸核”细胞为主，裸核常聚集在一起（×100，巴氏染色）

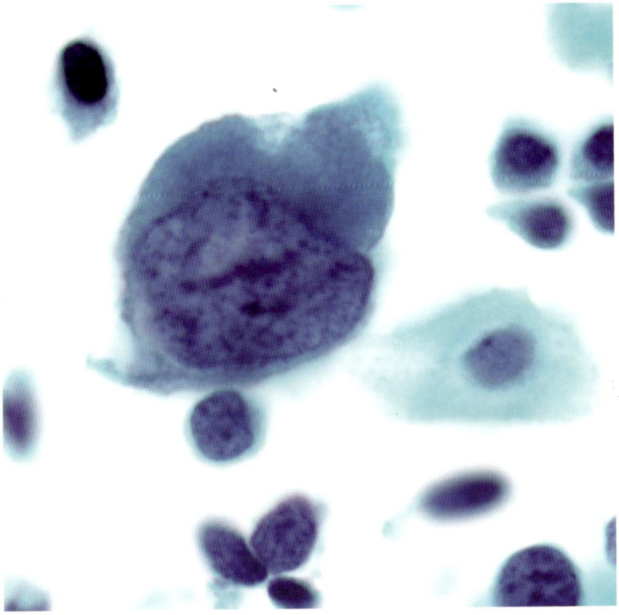

图 6-21　瘤巨细胞（×100，巴氏染色）

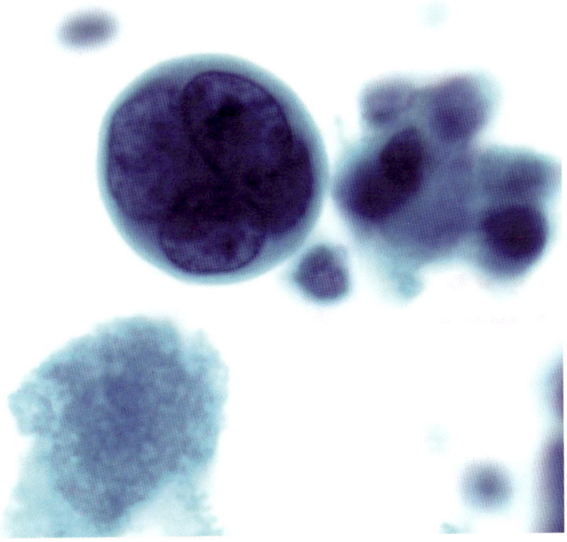

图 6-22　“爆米花”样细胞（×100，巴氏染色）

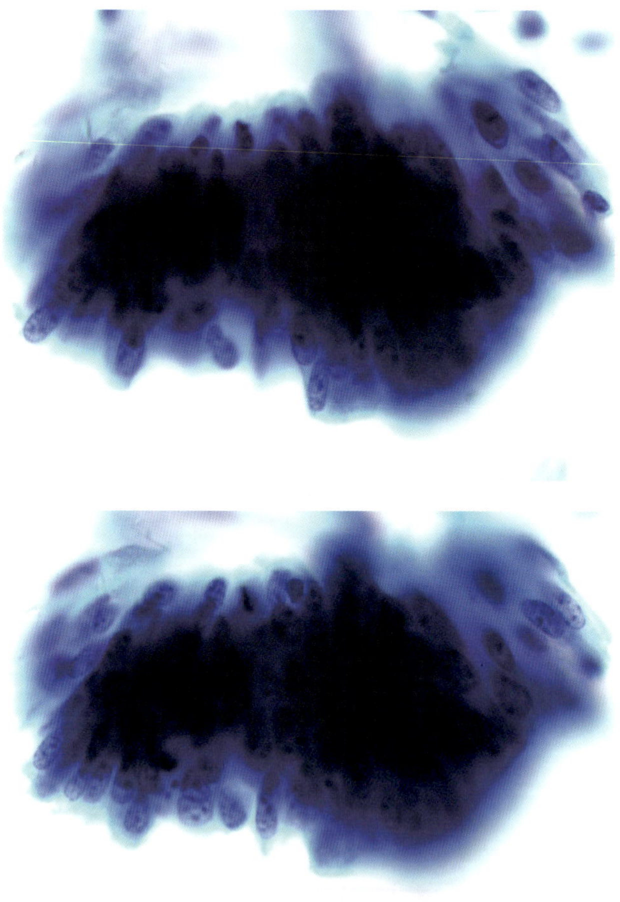

图 6-23　子宫内膜细胞层次增多，鸟尾样，边缘不规则，可见单个内膜细胞突出细胞群落边缘，同时，细胞核核膜增厚（×100，巴氏染色）

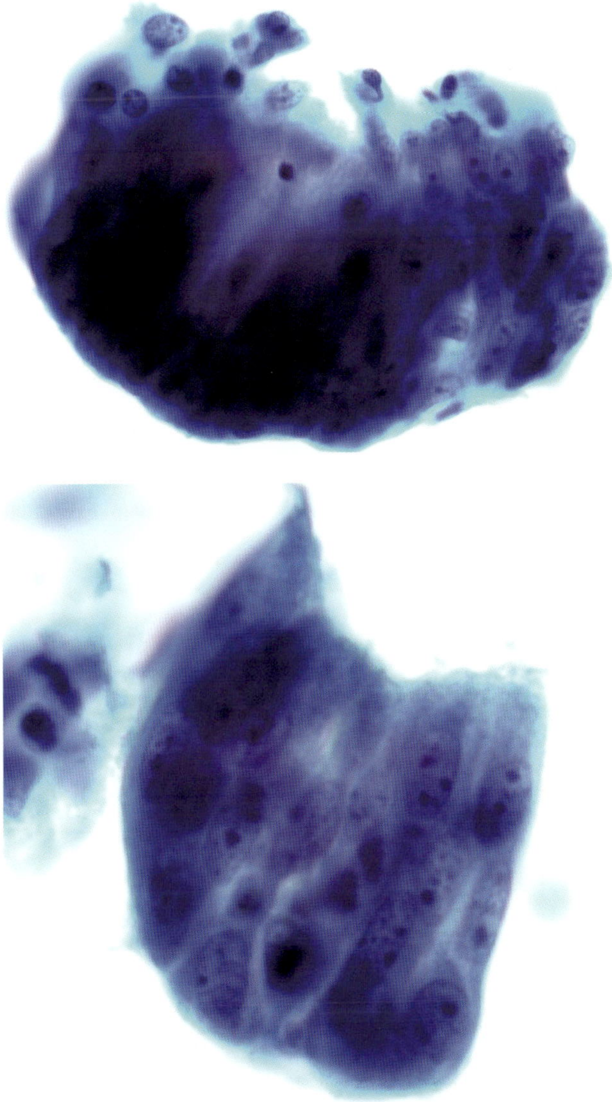

图 6-24　子宫内膜细胞排列紊乱，细胞核大小不一核膜增厚，可见 1 个或多个嗜酸性染色的核仁（×100，巴氏染色）

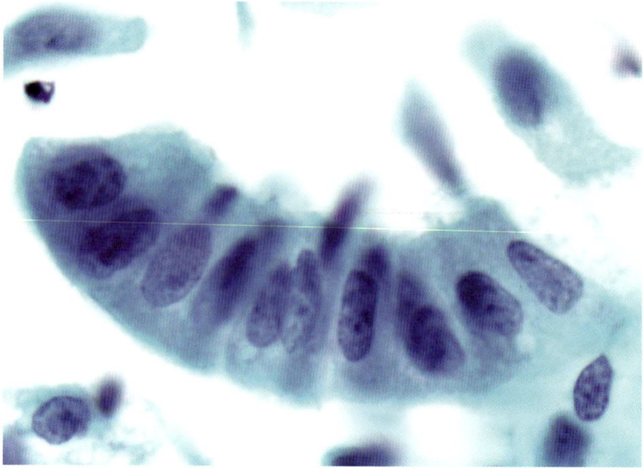

图 6-25　在正常子宫内膜中，细胞排列呈单层栅栏状，细胞之间间距清楚（×100，巴氏染色）

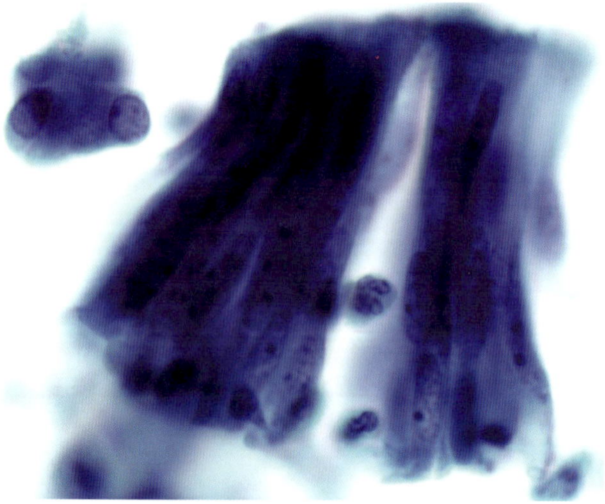

图 6-26　子宫内膜癌标本，此时细胞层次增多呈假复层排列，细胞之间拥挤重叠（×100，巴氏染色）

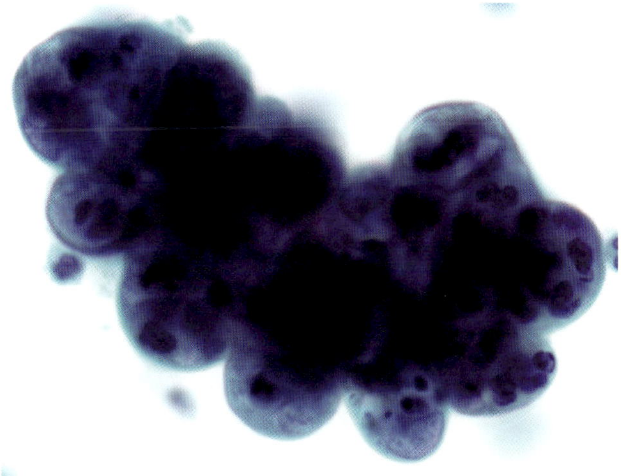

图 6-27　子宫内膜癌细胞涂片中，细胞团呈三维立体结构，花团样排列，在胞质中可见吞噬的中性粒细胞碎片（×100，巴氏染色）

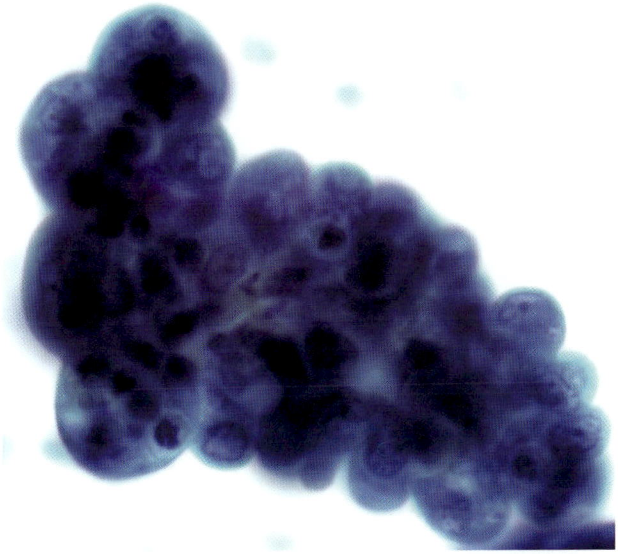

图 6-28　子宫内膜癌细胞涂片：异型的子宫内膜细胞排列成乳头状，核膜增厚，可见小核仁，在胞质中可见吞噬的白细胞碎片（×100，巴氏染色）

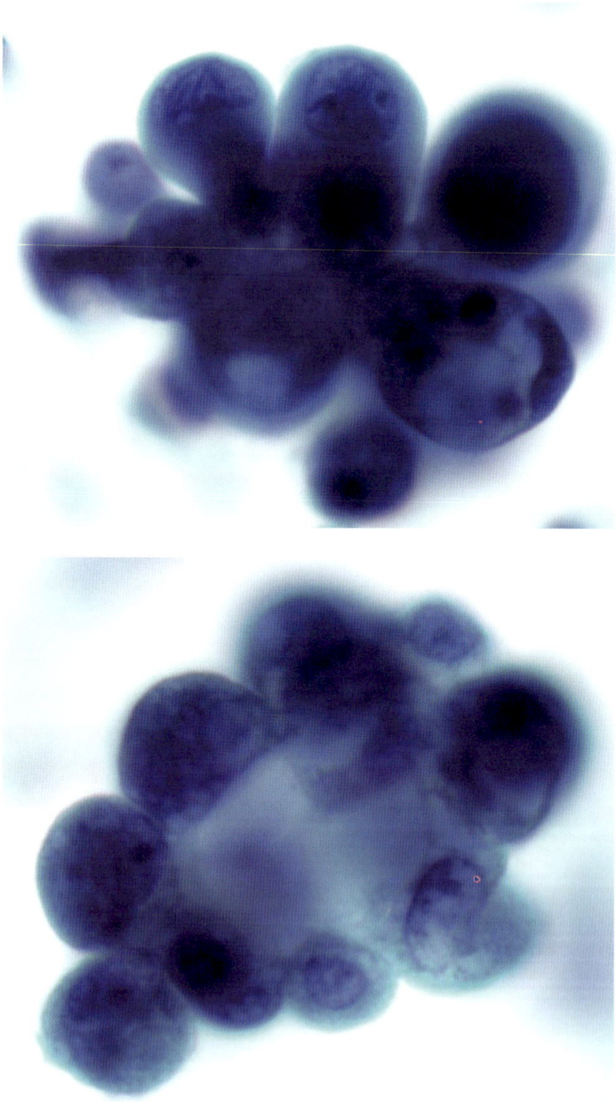

图 6-29 子宫内膜癌细胞涂片中，可见恶性子宫内膜上皮细胞，呈“花瓣”样排列，细胞核增大、偏位，大小不一多形性，胞质中可见大的分泌空泡（×100，巴氏染色）

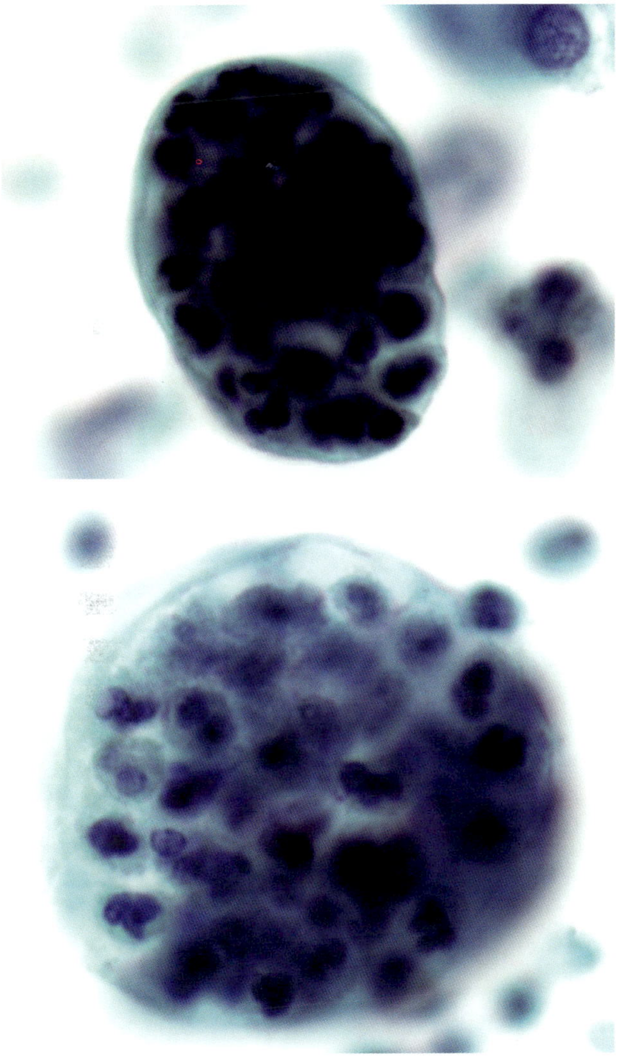

图 6-30　在大的单个细胞或细胞团饱满的胞质中，可见大量的中性粒细胞，为嗜中性粒细胞现象，在恶性子宫内膜细胞学涂片中常见（×100，巴氏染色）

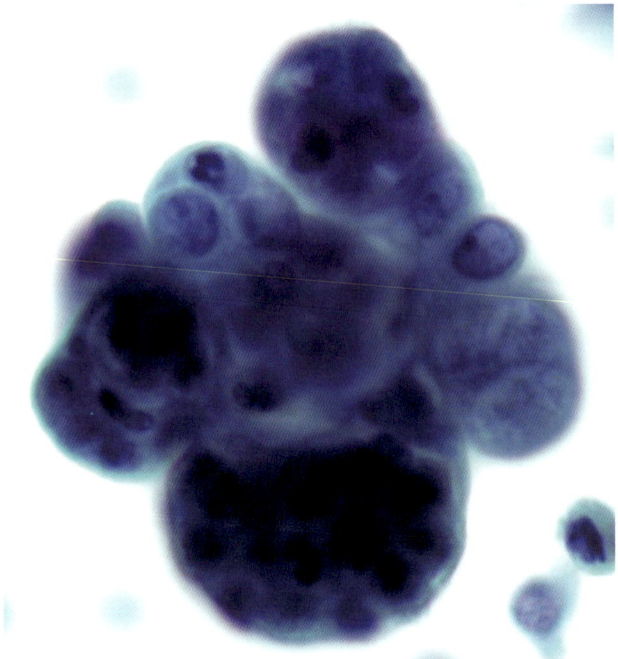

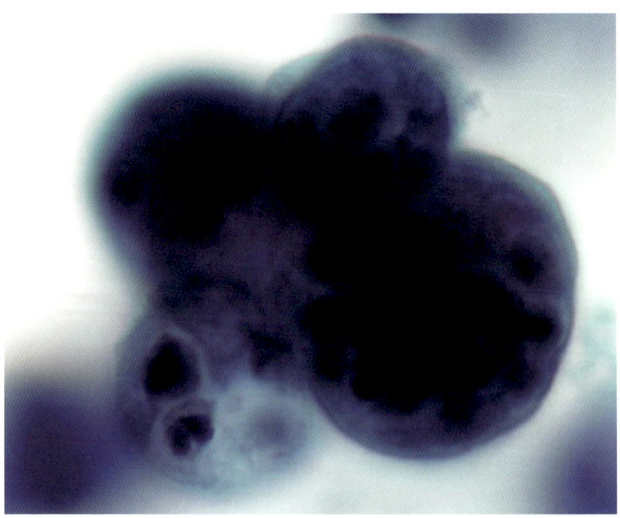

图 6-31　炎症细胞聚集嗜细胞现象（×100，巴氏染色）

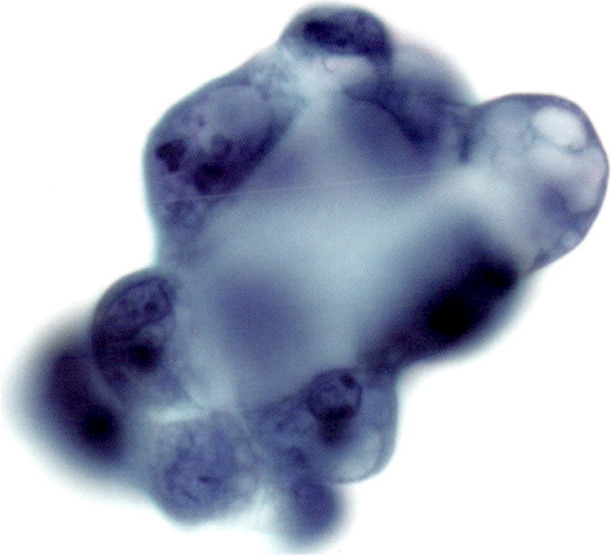

图 6-32　花瓣样排列的细胞团中，可见核偏位、增大，核膜增厚，形状不规则，胞质丰富（×100，巴氏染色）

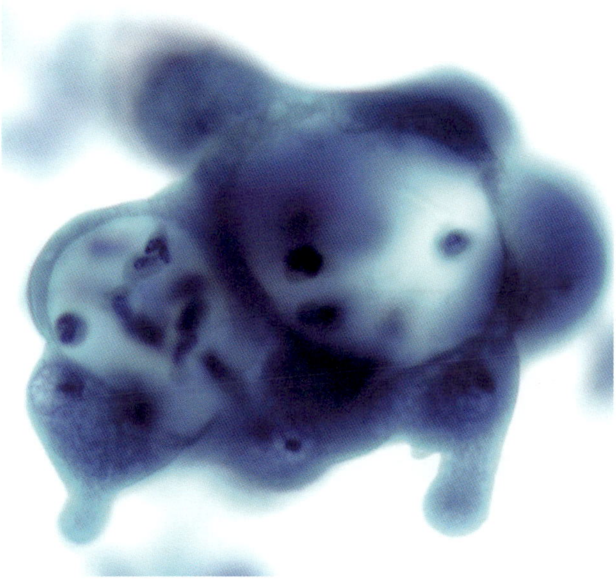

图 6-33　异型的子宫内膜上皮细胞胞质中出现大空泡（×100，巴氏染色）

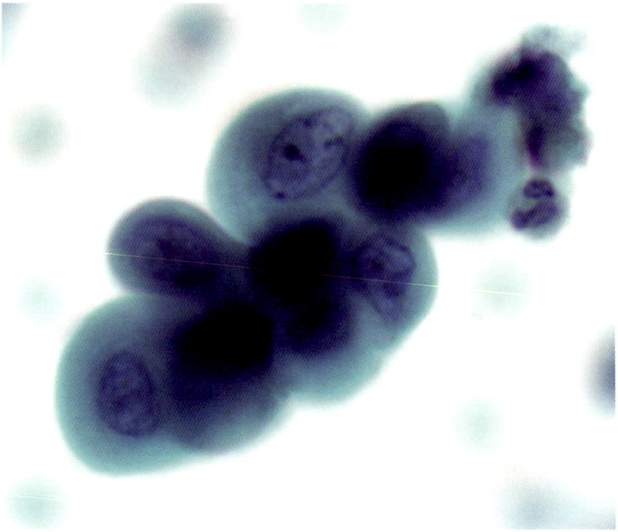

图 6-34 异型的子宫内膜细胞排列呈乳头状，细胞变圆，胞质增多增厚，胞核增大，核仁大而清楚（×100，巴氏染色）

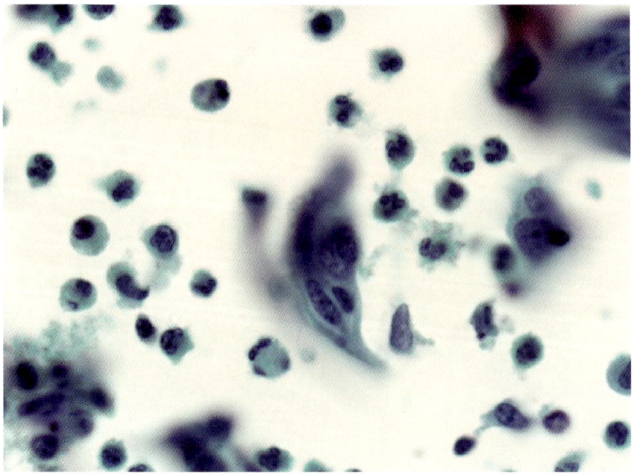

图 6-35 涂片中可见单个散在或小群落的子宫内膜癌细胞，背景中可见陈旧性出血和大量炎细胞（×100，巴氏染色）

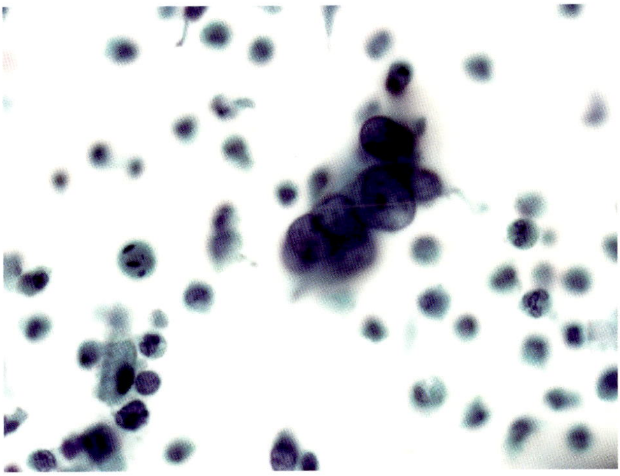

图 6-36　背景中有大量的炎症细胞和异型的上皮细胞（×100，巴氏染色）

病例 1：患者，53 岁，绝经 2 年，有不规则阴道出血，超声提示子宫内膜厚 17.8 mm，细胞学诊断：可疑子宫内膜癌；组织病理学诊断：增殖期子宫内膜，腺体增生密集，背靠背，并具筛状结构形成，细胞中 - 重度异型增生，为复杂性非典型增生，局灶癌变（呈高分化子宫内膜样癌表现）。

（陈　锐　文　佳）

# 第七章
# 子宫内膜癌的分子生物学研究

## 第一节　相关热门分子的研究

子宫内膜癌为女性生殖道三大恶性肿瘤之一。在发达国家是发病率居第一位的妇科恶性肿瘤，2017 年，美国全年新发子宫内膜癌约 61 380 例，死亡 10 920 例[1]，在北京、广州等地区已经替代子宫颈癌成为女性生殖道恶性肿瘤的首位[2-5]。

Bokhman 根据子宫内膜癌的侵袭性将其分为 2 类[6]。Ⅰ型子宫内膜癌多继发于增生的子宫内膜，于绝经前后发病，患者往往合并肥胖，绝经晚（> 50 岁），以及一系列的内分泌代谢紊乱，包括高雌激素、高血糖、高脂血症，以及高血压，确诊时多为早期，对孕激素敏感，进展缓慢，预后较好。Ⅰ型子宫内膜癌占 85% ~ 90%，5 年生存率 75% ~ 80%。其中绝大部分为子宫内膜样癌，少部分为黏液性癌（约占全部子宫内膜癌的 10%），80% 的Ⅰ型子宫内膜癌细胞分化好。病理亚型可显示多种变体的分化，鳞状、分泌、纤毛、黏液或绒毛管状，与预后无关。

另有 10% ~ 15%[7] 的患者无上述内分泌代谢紊乱的表现，发病与雌激素无明显相关，病灶多继发于萎缩性子宫内膜，多数可见深肌层浸润及脉管侵犯，易发生复发和远处转移，预后不良，称之为Ⅱ型子宫内膜癌。包括浆液性乳头状、透明细胞或未分化癌，5 年生存率仅有 35% ~ 45%[8-10]。癌细胞中雌激素、孕激素受体不表达或弱表达。由于其病理上有变异腺体的存在而无乳头形成，因此用浆液性腺癌代替以前常用的浆液性乳头状腺癌。部分Ⅱ型子宫内膜癌是由Ⅰ型子宫内膜癌进展和突变而来，但是仍与Ⅰ型子宫内膜癌不同。浆液性子宫内膜上皮内癌（Endometrial intraepithelial carcinoma，EIC）有来源于子宫内膜息肉的特性，并可以在不发生间质或肌层浸润的情况下出现子宫外转移。Ⅰ型和Ⅱ型混合型子宫内膜癌很罕见，其发生机制可能是Ⅰ型子宫内膜癌发生了 *p53* 基因突变。

子宫内膜癌的发生、发展是一个多基因、多步骤的变化过程，在其发生、发展过程中抑癌基因的失活、突变与癌基因的异常激活可能起到重要作用。

但在近些年由于新一代测序技术（二代测序）的应用，在2013年 *Nature*（《自然》）上发表了对于子宫内膜癌的新的分类方法——整合分型（integrated genomic characterization）[11] 给妇产科学界开启了一个新思路，接着 *Lancet*（《柳叶刀》）[12] 等杂志也发表了有关的解读和思考。针对过去Bokhman分型中出现的问题：如Ⅰ型癌和Ⅱ型癌患者中存在交叉的情况，部分Ⅰ型癌患者生物学行为接近Ⅱ型癌，预后差、缺乏增生情况等；部分Ⅱ型癌患者与肥胖、增生相关等问题进行了新的思考。从更为本质的分子生物学角度进行分类，分为四类：

（1）POLE（ultramutated，超变异）肿瘤：特点是在POLE（DNA聚合酶ε的亚单位，对于DNA复制作用重大）核酸外切酶域里具有极高的变异率和热点变异，拷贝数差错较少，C → A的转换频率增加，PTEN、PIK3R1、PIK3CA、FBXW7和K-RAS的变异频率增加，预后良好。

（2）内膜样癌中微卫星不稳定 [microsatellite-instable，MSI（高变异）] 肿瘤：以微卫星不稳定性为主要特点（由MLH1启动子甲基化导致），变异率高，拷贝数差错较少，存在反复的RPL22框架缺失以及PTEN和K-RAS变异。

（3）低拷贝数的（内膜样）（copy-number low ）(endometrioid) 肿瘤：包括微卫星稳定的1级和2级内膜样癌，变异率低，以多见的CTNNB1变异为主要特点。

（4）高拷贝数的（浆液样）（copy-number high）（serous-like）肿瘤：特点是广泛的拷贝数差错和低变异率，反复的TP53、FBXW7和

PPP2R1A 变异，PTEN 和 K-RAS 变异罕见，预后较差。

这种新的分类方法对于患者的治疗以及预后的指导有着积极的作用。

## 一、子宫内膜样腺癌的分子病理学研究

### （一）PI3K/AKT 通路及其相关分子

磷脂酰肌醇 3 激酶 / 蛋白激酶（PI3K/AKT）信号通路是细胞最重要的信号转导通路，在多种生理和病理过程发挥作用。当刺激信号通过细胞表面的生长因子受体酪氨酸激酶传递，使 PI3K 活化后，PI3K 使细胞膜上的 PIP2 转化为 PIP3，PIP3 可吸引含有 PH 结构功能域的 PDK1 和 AKT 使之激活。AKT 是 PI3K 下游直接作用的效应因子，属丝氨酸 / 苏氨酸蛋白激酶家族成员，可使多种底物活化，从而介导细胞增殖，分化，凋亡等重要功能。而抑癌基因 PTEN 通过将 PIP3 去磷酸化，重新生成 PIP2，从而下调 PI3K/AKT 通路活性，是 PI3K 通路最重要的负性调控因子。下文将详细介绍 PI3K/AKT 通路上的主要效应分子：PI3K、PTEN 与 AKT 的特点。

1．PTEN

第 10 号染色体同源丢失性磷酸酶 - 张力蛋白基因（PTEN），又称 MMAC1/TEP1，是迄今发现的第 1 个具有磷酸酶活性的抑癌基因，其缺失、突变或蛋白表达异常与多种肿瘤的发生、发展密切相关。通过 PTEN 的蛋白表达丢失可以反映出 PTEN 等位基因的失活。当 PTEN 基因发生突变或失活时，细胞内 PIP3 水平增高，Akt 过度活化，使细胞无限增殖从而形成肿瘤。

研究发现，PTEN 的突变和缺失常见于如恶性胶质瘤、原发性乳腺癌、卵巢癌、前列腺癌和肾癌等多种晚期原发性恶性肿瘤。在妇科恶性肿瘤中，PTEN 基因与子宫内膜癌的关系最为密切，常发生在子宫内膜癌的早期阶段[13]。

PTEN 基因具有脂质磷酸酶和蛋白磷酸酶活性双重特异性磷酸酶活性。它是具有脂质磷酸酶活性的抑癌基因，研究显示，在含磷脂酰肌醇（3, 4, 5）- 三磷酸 [phosphatidylinositol（3, 4, 5）-trisphosphate，PIP3] 是 PTEN 最理想的脂质底物[14]。

PTEN 有多种复杂的生物学功能，可以调节细胞的生存、生长、增殖、凋亡、细胞迁移、细胞铺展、局部黏附、血管生成、肿瘤细胞恶性转化以及肿瘤细胞的浸润和转移。PTEN 基因发挥抑癌作用主要通过阻断 PI3K/Akt 信号传导通路 [14]，其能特异地使 PIP3 去磷酸化，变成 PIP2，抑制 PIP3 激活的丝苏氨酸激酶 PKB/Akt 的活性，诱导细胞凋亡或引起细胞周期停滞在 G1 期，对细胞生长具有负性调节作用，从而抑制肿瘤的形成和进展 [15]。

（1）MAPK 途径 [16]：PTEN 的蛋白磷酸酶活性能使 Shc 脱磷酸，导致接头蛋白 Grb2 抑制，下调 MAPK，抑制细胞生长、增殖、分化。

（2）FAK 途径：研究证实，PTEN 的蛋白磷酸脂酶的主要底物是局部黏附激酶（FAK），影响细胞迁移、浸润及局部黏附的形成 [17]，调节 MAPK 细胞信号通路的活性，参与抑制细胞生长和增殖等生物学效应。

子宫内膜中 PTEN 的表达在月经周期中根据激素环境的变化而变化 [18]。PTEN 阳性多在上皮和腺上皮中出现，很少在间质细胞中出现。雌激素刺激下上皮细胞快速分裂，无论在腺细胞的细胞核还是细胞质中均有 PTEN 的高表达，远远高于孕激素水平增加的分泌期。不同细胞分泌不同激素造成了的子宫内膜区域的划分，决定了 PTEN 的表达不同 [19]。显然，PTEN 介导的抑癌功能活性与雌激素介导的快速分裂相关，但在孕激素环境下就会减少细胞分化。因此，在无竞争的雌激素环境下的 PTEN 突变是一个癌变的高风险。

PTEN 主要发生在 Ⅰ 型子宫内膜癌 [20]。PTEN 蛋白在不同的子宫内膜增殖症中的表达情况，对比发现子宫内膜不典型增生与子宫内膜增殖症具有极显著性差异（$P < 0.005$），提示在无孕激素拮抗的雌激素长期刺激下，PTEN 基因易发生突变，使 PTEN 蛋白表达缺失，从而失去对子宫内膜增生的正常调控，导致子宫内膜异常增生致癌。故 PTEN 基因常发生在子宫内膜癌病变的早期。PTEN 失活可能加速子宫内膜复杂性，使不典型增生组织发展为子宫内膜癌 [21-23]。

2．PI3K

磷酯酰肌醇 3 激酶（phosphatidylinositol 3-kinase，PI3K）是脂类第二信使，能够特异性地催化磷酯酰肌醇（phosphatidylinositol，PI）32

位羟基磷酸化，产生肌醇脂物质。按照 PI3K 的结构特征及与其特异性结合的作用底物等研究表明：PI3K 的生物效应主要是通过催化 PIP、PIP2、PIP3 介导的 [24] 信号传导途径起作用。

一些生长因子等与相应受体结合后，受体自身酪氨酸磷酸化，PI3K 的 P85 与之结合，解除了对 P110 的抑制作用，PI3K 被活化。PI3K 的 p110 催化亚单位 PI3Kp110a，是由癌基因 PIK3CA 编码的，其突变或扩增可导致 P110α 的过度表达，与 P85 形成的异二聚体增加，增强 PI3K 的活性 [25]。研究发现，约 30% 的人类实体肿瘤中存在癌基因 PIK3CA 的突变，在卵巢癌 [26] 和子宫颈癌 [27] 也有突变。PIK3CA 被报道突变的频率很高 [25,28,29]，在子宫内膜癌中 10%[30] 到近 40%[29]。在中国女性子宫内膜癌的研究中 [31]，PI3CA 的突变率为 35.8%，与国外文献报道相似（24% ~ 39%）[25,28,29]。

PIK3CA 的突变有 91% 都是在 exon9 和 20 上 [32-34]，大部分的突变热点为 exon 9 的 E542\ E545 和 exon 20 的 H1047[25,29,35-38]。在中国女性的子宫内膜癌的研究中 [31]，突变比例最高为 exon9 的 E542G，其次的突变热点为 exon9 的 E545 和 T544，位于第三位的是 exon20 的 H1047R、H1048P、W1051stp 和位于 exon9 的 P539R 和 Q546。

研究发现 [39,40]，激酶区和螺旋区的突变可能通过不同的机制引起酶功能性的改变。exon9 突变比例低于 exon20 突变比例 [25,35-37,40,41]。exon20 的突变有相当高的比例与浆液性分化相关。

3．AKT（PKB）

AKT（PKB）的 PH 结构域与 PI-3、4、5-P3 和 PI-3，4-P2 相互作用，使之从细胞质移至细胞膜，AKT（PKB）构象发生变化，暴露其磷酸化位点。同时，细胞质中 PI-P3 依赖的蛋白激酶（PKB）也借助自身的 PH 结构域与 PI-P3 结合，导致已发生构象改变的 AKT（PKB）与 PDK 相互接近；随后，AKT（PKB）在 PDK1 的直接或间接催化下，AKT（PKB）的激酶活性区中的 T308 位点发生磷酸化，再在 PDK2 或整合素连接激酶（ILK）的作用下，羧基端尾区的 S473 位点也发生磷酸化后，AKT（PKB）即成为有活性的激酶，进一步 AKT 的 Ser473 被 PDK2 磷酸化，AKT（PKB）的激活有时需要激酶活性区的两个酪氨酸残基（在 PKBα 为 Y315 和 Y326 位点）的磷酸化，且此过程依赖 Src 家族的酪氨酸激酶。其下游分子 mTOR、IJB、Bad、aspase29、MM P-9、COX-2 等进一步被 AKT（PKB）活化，从而促进细胞的异常分化和增殖，抑制肿瘤细胞凋亡的发生，促进肿瘤细胞的侵袭和转移，以及肿瘤新生血管的形成。AKT（PKB）使 mTOR 磷酸化后被激活，随之活化具有控制细胞周期 G1 ～ S 期转换所必需的关键 mRNA 的翻译功能的 P70S6K、cyclin D1、CDK4、CDK6 表达增加和顺序活化后，介导 G1 期进展 [42]。AKT 的多种机制：

（1）抑制细胞凋亡介导细胞存活。

（2）介导细胞周期进展、促进细胞增殖 [42,43]。

（3）影响葡萄糖代谢 [42]。

（4）影响肿瘤侵袭性 [44-45]。

4．PI3K、PTEN、AKT 的关系

（1）PTEN 与 PIK3CA：部分学者认为，PIK3CA 突变与 PTEN 失活是排斥的。乳腺癌中 Saal[46] 认为，PIK3CA 基因突变和 PTEN 缺失几乎是相互排斥的，因为功能均为下调磷酸肌醇 -3 -2, 4, 5 三磷酸（PIP3）。Lluis Catasus 等研究表明 [47]，p53 和 PIK3CA 突变同时发生，但是鲜有合并 PTEN 突变。理论认为，此为两个蛋白质催化相反的反应。在 PIK3CA 突变或 PTEN 失活之后，两者存在意义就可以使得通路中的 PIP3 增加使得原癌活性增强。这也可以针对另外的靶向基因减少选择性的好处 [46,48]。这个理论被 Broderick 等 [49] 分析脑肿瘤所支持，因为脑肿瘤为最常见 PTEN 失活的肿瘤类型。

但是有的学者认为，PIK3CA 突变与 PTEN 失活的作用是互相叠加相关的。数据分析 [25] 在 HEC-1B 细胞系中敲掉 PTEN 表达，获得了 K-ras 和 PIK3CA 的突变，以致增强了 AKT（ser473）的磷酸化，现已证明，PIK3CA 与 PTEN 双重突变可以起到使 PI3K 活化得叠加作用。Oda 等研究显示 [25]，PTEN 缺失组的 PIK3CA 突变率高于无 PTEN 突变组（$P < 0.05$）。后续试验敲除 PTEN 表达的 HEC-1B 细胞系，其中合并 K-ras 和 PIK3CA 突变，并且扩增了 AKT 的表达，说明 PIK3CA 和 PTEN 有着对 PI3K 通路活化的叠加作用。Hayes[29] 研究显示，子宫内

膜非典型增生不同时具备 PTEN 与 PIK3CA 的突变。但子宫内膜癌中有 PTEN 的突变 48% 同时具备 PIK3CA 的突变。故协同突变也具有显著差异（$P$=0.002）。

Oda 等 [25] 考虑有三种假说可以解释这种有争议的发现。第一，完全的活化这条通路，单靠一个分子的活化是不够的。在乳腺癌中，PIK3CA 突变与 HER-2 过表达相关，证明另外一个活化的事件对于 PI3K 通路的完全活化是必要的 [46]。第二个假说：PTEN 或 PIK3CA 拥有除 PI3K 通路外其他的功能。PTEN 已经证实具有脂质磷酸酶与蛋白磷酸酶双重的活性。它的蛋白激酶活性可以通过 C2 结构域抑制细胞迁移 [50]。Freeman 等 [51] 证明，PTEN 可以和 p53 相互作用，也可以调整 p53 的功能。Okumura 等 [52] 报道 PTEN 羧基端结构域与原癌基因 MSP58 蛋白可以相互作用。这些发现都说明 PTEN 的非 PI3K 的其他作用，在子宫内膜癌中的作用至关重大。Oda 等 [25] 证明，不论 PTEN 缺失或 PIK3CA 突变，都可以独立的活化 PI3K 通路，共同突变会使通路活化更有效，存在协同关系。

（2）PTEN 与 AKT：研究 [18,53] 显示，磷酸化 AKT 蛋白表达在 PTEN 失表达患者中显著增高，呈负相关。而且 PTEN 阴性、p- AKT 水平升高的子宫内膜癌患者预后较差，生存率显著低于 PTEN 阳性的子宫内膜癌患者，PTEN/PKB 表达水平是子宫内膜癌独立性预后因子。

### （二）mTOR

哺乳动物西罗莫司靶蛋白（mammalian target of rapamycin，mTOR）是一种非典型的丝氨酸 / 苏氨酸蛋白激酶，结构高度保守，有 2 种 mTOR 的复合体，一个是 mTOR 与 Raptor（regulatory-associated protein of mTOR）蛋白结合形成西罗莫司（雷帕霉素）敏感的复合体（mTORC1），在细胞中发挥广泛而重要的作用，胞内营养水平和生长因子通过其下游一系列靶蛋白的活性，影响包括蛋白质翻译、核糖体合成等代谢过程，从而改变细胞生长和增殖的状态。二是 mTOR 与 Rictor（rapamycin-insensitive companion of mTOR）蛋白结合形成西罗莫司（雷帕霉素）不敏感的复合体（MTORC2），可以磷酸化 AKT 的 Ser473 和控制细胞骨架蛋白的功能 [54]。

### （三）Ki-67 抗原

Ki-67 是与细胞增殖相关的核抗原，存在于细胞周期的 G1、S、G2、M 期，主要位于细胞核内。其抗原表达随细胞周期的变化而变化，在 G1 后期出现，在 S、G2 期逐渐上升至 M 期达高峰，有丝分裂结束后迅速降解消失，半衰期不超过 1 小时，静止 G0 期细胞不表达。Ki-67 与细胞合成代谢有关，是判断良性和恶性组织生长状态的一种标志物，Ki-67 的过度表达是恶性肿瘤的特征表现。虽然恶性肿瘤的形成是一个多步骤、多过程的复杂事件，但最主要的特征为细胞的无限增殖，Ki-67 反映了细胞的增殖状态。Scott 等研究认为，Ki-67 可作为分子标志物用于评估肿瘤生长速率。虽然Ⅰ型和Ⅱ型子宫内膜癌的发病机制不同，但两者生物学特征均为恶性细胞的无限增殖。因此 Ki-67 的检测在子宫内膜癌的诊断和预后预测中起重要作用。

### （四）PAX-2 基因

PAX 基因族共有 9 个亚型，PAX-2 基因是 PAX 基因族的一个亚型，是包含高度保守的成对球性结构域的基因家族中的一员。PAX-2 基因编码的转录因子与多种器官恶性肿瘤的发生有着密切的关系。在肾肿瘤、甲状旁腺癌、卵巢透明细胞癌及附睾透明细胞囊腺瘤中可探及 PAX-2 的表达。

PAX-2 基因启动子的低甲基化，雌激素和他莫昔芬与 ERα 结合后作用于 PAX-2 基因，引起 PAX-2 基因的过度表达从而促进细胞增殖，而正常的子宫内膜上皮细胞中的 PAX-2 基因则不能被雌激素和他莫昔芬激活表达。PAX-2 在增殖期、萎缩期、复杂性增生、非典型增生，以及腺癌中的表达率分别为逐渐增加。PAX-2 能上调神经细胞黏附分子（neural-cell adhesion molecule，NCAM）的表达，而 NCAM 能增强细胞的抗凋亡能力，并能促进血管生成，PAX-2 还能诱导整合素 αvβ3 的表达，从而促进肿瘤的浸润。随着肌层浸润的加深及淋巴结转移，PAX-2 的表达阳性率显著增高，PAX-2 可能增强了子宫内膜癌细胞的侵袭性，在子宫内膜癌临床进展和浸润转移过程中起着重要的作用，检测 PAX-2 的表达水平可作为一个预测肌层浸润情况和淋巴结转移的重要指标。

### （五）K-ras 基因

RAS-RAF-MEK-ERK 信号通路在肿瘤行程中起着重要的作用。ras 癌基因属于 GTP 结合类癌基因，包括 H-ras、K-ras 和 N-ras。基因突变后编码的 p21 水解 GTP 的能力下降，导致细胞内信号传导异常，使细胞持续增殖和恶性转化 [55,56]。K-ras 突变 [7,57,66] 存在于 10% ～ 30% 的子宫内膜样腺癌中，而在子宫内膜透明细胞癌和浆液性癌中几乎完全不存在 [61,67,69]。在子宫内膜癌其基因突变多见于肿瘤分期晚、分化差、侵犯肌层＞ 1/2 及绝经后的患者。在子宫内膜癌中，K-ras 基因突变率存在种族差异 [56,70,71]。K-ras 基因突变在子宫内膜非典型增生的发生率相似于子宫内膜癌，这表明 K-ras 突变是在子宫内膜癌变的早期事件 [62,72,73]。故 K-ras 基因突变可认为有早期筛查意义。

### （六）β- 连环蛋白［β-catenin（CTNNB1）］

β-catenin 基因（CTNNB1）是 Wnt 信号转导通路的重要部分。子宫内膜癌的 CTNNB1 突变比率为 14% ～ 44%[60,61]。它们与 K-ras 基因、微卫星不稳定性和 PTEN 突变无关，表明 Wnt 信号通路可能在子宫内膜癌的一个独立的通路 [7,72]。CTNNB1 的外显子 3 突变导致蛋白质稳定并阻滞蛋白质降解退化，导致对细胞核积累 β-catenin，故形成子宫内膜癌，突变均匀分布在不同领域 [61,64]，表明它们在子宫内膜肿瘤的早期起到作用。子宫内膜增生和鳞状化生考虑与 β-Catenin 变化相关 [60,62]。一些研究分析显示，子宫内膜癌的胞核积累 β-Catenin 在子宫内膜样癌中（31% ～ 47%）高于非子宫内膜样癌（0 ～ 3%）[59]。子宫内膜样腺癌伴随 CTNNB1 突变是典型的早期肿瘤，预后好 [60,62]。

### （七）微卫星不稳定性（Microsatellite Instability）

微卫星 DNA 序列是多态性、短串联重复序列分布在整个基因组。微卫星不稳定性（MSI）是 DNA 损伤的表现，因为在正常的 DNA 修复过程中出现差错。微卫星是在 17% ～ 45% 散发的 Ⅰ 型子宫内膜腺癌中发现 [7,60-62,74-78]，此外，在非子宫内膜样腺癌中报告（0 ～ 11%）[61,62]，特别是在子宫内膜混合癌中，而不是纯浆液性癌 [7,65,75]。散发性子宫内膜癌中，MSI 的原因主要是 MLH1 基因启动子超甲基化造成了 MMR 的缺乏 [47,60-62,72,74,79]。随后发生失活，子宫内膜不典型增生，伴随癌变。

因此，MLH1 启动子甲基化是子宫内膜癌早期事件，发展先于 MSI [47,60-62]。PTEN 基因突变与 MSI 常共存，发现 PTEN 突变有 60% ~ 86% 的 MSI 阳性在子宫内膜样癌中，只有 24% ~ 35% 在阴性肿瘤中 [60]。有争议的关于在 PTEN 基因突变的预后意义，目前已有一些证据说明 PTEN 与预后好相关 [60]

### （八）其他分子生物学标志物

C-myc 基因、survivin、RUNX1、ETV5 和人端粒酶反转录酶酶（hTERT）都认为与 EEC 相关。c-myc 基因扩增和过表达存在于 3% ~ 19% 的 EEC 中，是 EEC 预后的一个独立的预后因素 [80-82]。Pallares 等 [83] 研究 survivin 的高表达与子宫内膜样癌的发生、发展密切相关，并且 survivin 高表达是依赖于 PI3K/PKB 通路活化的。

## 二、非子宫内膜样腺癌的分子病理学研究

### （一）p53 基因

p53 基因是一种抑癌基因，编码核磷酸蛋白，具有调节转路、抑制细胞生长、诱导凋亡的作用，其突变后失去抑癌作用，可促进细胞向恶行转化 [84]。p53 基因突变发生在 90% 的非子宫内膜样腺癌中 [7,62,85]，仅有 10% ~ 20% 在子宫内膜样腺癌中，其中大部分低分化癌 [60,86,87]，仅有 11% 的高分化的子宫内膜癌中 [86]。可以作为有力的区分子宫内膜样腺癌与非子宫内膜样腺癌 [62,85]。在 p53 阳性子宫内膜样腺癌中，p53 蛋白的积累可能是其上游调节蛋白的改变，而不是 p53 基因本身改变。非特异性的 DNA 损害，如放射线照射，也可诱导野生型 p53 的积累 [64]。DNA 损伤后，核 p53 的积累和造成细胞周期停滞，抑制 Rb 基因造成了细胞周期蛋白 D1 的磷酸化，从而促进细胞凋亡 [62,72]。p53 基因过表达与低分化，肿瘤分期晚和预后差相关 [62,69,86]。子宫内膜上皮内癌（EIC），假定为浆液性癌前期病变 [59,72,85,86,88]，病变特点类似于浆液性细胞学特征 [62,88]。EIC 已报告近 90% 发生在广泛而多发性的子宫浆液性癌中 [88]。p53 基因突变发现在 75% ~ 80% 的 EIC 中。据推测，在浆液性癌发生的早期仅为一个等位基因突变，但当另一个等位基因突变时，即发生癌变 [59]。p53 突变、MIS 和 PTEN 的失活在透明细胞癌肿均十分少

见，提示其肿瘤发生机制可能不同于其他病理类型的内膜癌。

在正常细胞中，p53 快速降解，因此无法检测到免疫组织染色。p53 基因突变产生的非功能性蛋白质，抗降解，可被免疫染色[63,86]。但是，由于 LOH 造成的 p53 功能丧失，与蛋白质过表达无关。此外，终止密码子突变和移码突变导致截断蛋白质，并不能被抗体所检测，导致免疫组织化学的阴性结果[63,86]。

### （二）HER-2（neu/ erbB2）基因

HER-2/neu（也称为 erbB2 的表皮生长因子受体Ⅱ）编码跨膜受体酪氨酸激酶跨膜受体，类似表皮生长因子受体（EGF-R），是表面生长因子受体酪氨酸激酶家族成员[88]。在正常情况下 HER-2 基因处于非激活状态[80,90-92]，负责调节细胞的生长和分化[93]。其主要在细胞外与膜受体结合，可激活细胞内酪氨酸激酶活性，产生第二信号，使有丝分裂刺激传入胞核，产生一系列分子事件导致细胞增殖。对子宫内膜癌石蜡标本中 HER-2 的表达进行研究，结果 15% 组织为高表达，58% 为中度表达，27% 为低表达[94]。HER-2 过表达或扩增在非子宫内膜样腺癌中比例为 18% ～ 80%[72]，在子宫内膜样癌的中低分化中比例为 10% ～ 30%[9,60,62]，并与不良预后指标，包括分期晚、组织学分级高、低总体生存率相关[62,69,72,80,92]。

### （三）p16 基因

p16 基因在细胞周期中起着重要的调节作用[7]，其失活可导致细胞生长失控。p16 基因多发生在非子宫内膜样癌中（40% ～ 45%），较之子宫内膜样癌（10%）[7,59,60]，基本的机制目前尚不清楚[60,63]，因为既启动子甲基化，也无基因的缺失或突变[63]。p16 基因的失表达与 K-ras 和 p53 基因突变相关，并与分化差、分期晚、预后差相关[7]。

### （四）E – cadherin

CDH1 基因编码 E-cadherin，呈钙黏蛋白是黏附分子家族成员，作用为紧密连接细胞蛋白。它被认为是一种抑癌基因，缺失可促进肿瘤的侵袭和转移。在子宫内膜癌常见通过 LOH 或启动子甲基化降低 E-cadherin。16q22.1 的 LOH 被认为是存在于近 60% 的非子宫内膜样癌中，在子宫内膜样癌中只有 22%[60]，部分或完全丧失 E-cadherin 与侵袭性癌相关[62]。

## 三、DNA倍体变异

染色体的不稳定，导致结构或数值畸变是一个恶性癌变的重要特征。非整倍体肿瘤存在于20%～35%的子宫内膜癌中，与临床分期晚、低分化、Ⅱ型子宫内膜癌与深肌层浸润型相关[62,95,96]。

## 四、子宫内膜癌的遗传学进展

通过流行病学和分子证据，子宫内膜增生代表了子宫内膜癌的前驱变化，而非子宫内膜样癌的前驱变化往往与子宫内膜上皮内癌（EIC）相关[72]。

### （一）子宫内膜样癌（Ⅰ型癌）的进展

支持子宫内膜增生为子宫内膜癌的前驱病变这一假设的证据显示：

（1）子宫内膜样癌的某些遗传改变已经在非典型增生中存在。

（2）在分化良好的子宫内膜癌中发现基因变异较之非典型增生增加。

（3）随着病理的分级改变，遗传学的改变增多。

（4）利用比较基因组杂交（CGH），较之子宫内膜非典型增生，子宫内膜癌中可以见到更多的染色体不平衡[63]。

多数的单纯增生和复杂增生被认为是持续高雌激素刺激导致的多克隆增殖反应，但通过孕激素可以完全痊愈[63,88]。大多数非典型增生是单克隆的改变。此外，在复杂增生中的染色体变异数量远多于单纯增生中的变异而更接近于非典型增生。在非典型增生中PTEN失活发生在约50%的病例中。PTEN和K-ras突变发生早，因为它们在单纯性增生升值就可以检测到，部分相关显示为单克隆。据报道，PTEN基因的失活在正常子宫内膜腺体中也有发现，但其意义未知[63]。子宫内膜非典型增生是子宫内膜腺癌的癌前病变。子宫内膜单纯增生、非典型增生到子宫内膜腺癌的过程中，许多分子发生了变化，如ras、raf、PIK3CA、survivin、β-catenin[97]、COX-2、PTEN、端粒酶、错配修复基因（hMLH1、hMSH2）、凋亡调节基因等。检测信号通路成分在这一过程中的表达及功能状态有助于确定子宫内膜腺癌形成的分子事件顺序。

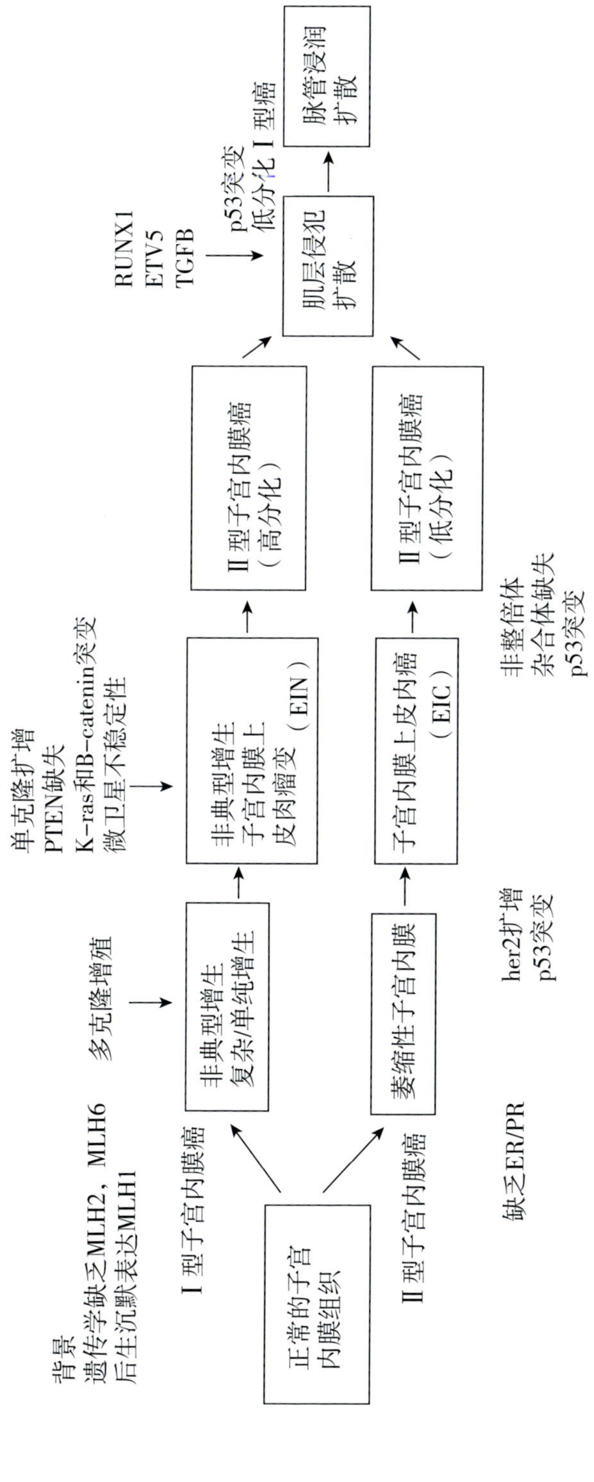


图 7-1　子宫内膜癌发病机制二元论

如PTEN突变及其抑制的PI3K通路过度激活、BRAF突变、COX-2过度表达、CTNNB1（β-catenin的癌基因）突变、IGFR过度表达[98]、MLH1启动子甲基化、bcl-2及Bim表达下降、Bax表达增加等多见于子宫内膜增生或非典型增生，可能是子宫内膜癌的早期事件。而p53基因突变，PIK3CA突变增加[29]、HER-2过度表达，p16基因失活及其基因扩增等很少发生于增生，而且非典型增生与腺癌中有显著差异，或发生在低分化的肿瘤中，但很少在高分化肿瘤，可能是子宫内膜腺癌的晚期事件。同子宫内膜良性病变相比，有癌前病变的子宫内膜发生子宫内膜癌的风险比为89[99]。E-cadherin的甲基化致失活在子宫内膜样癌的

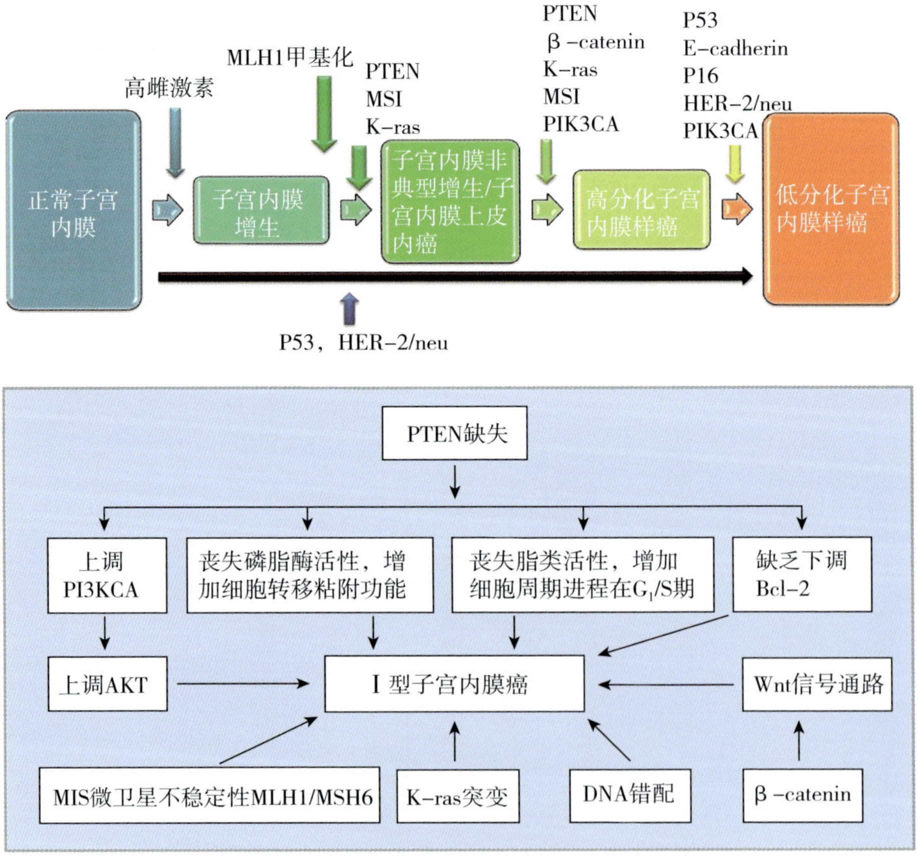


图7-2 子宫内膜样癌（Ⅰ型癌）的进展过程

进展中发挥重要作用，在低分化中的频率远高于在高分化肿瘤中[7]。假设，p53 突变和 HER-2 扩增可能是新生分化较差的子宫内膜样腺癌的早期事件[7,63]。子宫内膜癌前病变已经假定分享共同的基因变异，包括 PTEN 和 MSI[72]。随子宫内膜癌组织学分级升高，表达增加的分子有：癌基因 survivin、Ki67、促凋亡蛋白 Bax、C-erbB-2、野生型 p53、生长因子 bFGF 等。随组织学分级升高，表达下降的分子有：PIK3CA[100]、PTEN、核内 catenin、bcl-2、TGFβ1 与 TGFβR2[101] 等。

### （二）非子宫内膜样癌（Ⅱ型癌）的进展模式

在大约 80% 的 EIC 中发现 p53 突变，在 p53 中没有 LOH（loss of heterozygosity）。因此，假设认为 p53 的一个等位基因先发生突变，当第二个等位基因突变时，即发展成为浆液性癌[7,63]。E-cadherin、p16 和 HER-2 的改变，被认为在 EIC 发展成为浆液性癌的过程中发挥重要作用[7]。另一研究推测，浆液性子宫内膜癌可能由子宫内膜样癌通过 p53 基因突变而发展过去，因为在混合性癌中和浆液性癌中发现了这个特点。早期基因改变在癌的发展过程中是不明确的，在 EIC 中的数据很少[7,63]。在Ⅱ型癌中，透明细胞癌似乎根据单独的通路发展，与一些浆液性癌或子宫内膜样癌有部分重叠。p53 基因突变仅占透明细胞癌的 30% ～ 40%，而在浆液性癌中占 90%。然而，MSI 和 PTEN 基因的突变比率在透明细胞癌中（15%，30%）远高于在浆液性癌中（< 5%，10%）。但低于子宫内膜样癌（20% ～ 40% 和 35% ～ 50%）[102]。然而也有研究显示，透明细胞癌中并无 PTEN 或 p53 的改变，而 PTEN 和 p53 分别作为Ⅰ型癌和Ⅱ型癌最常见的突变基因。这些结果表明，透明细胞癌中可能通过一个独特的病理途径[103]。

有证据表明，MSI 或 PTEN 和 CTNNB-1（β-catenin 的）突变的存在可能表明了 EC 预后良好，而 p53 基因突变存在异常或 PIK3CA 提示侵袭性癌变。然而，积累的数据就这些变化与预后的关系仍然很少[60]。

### （三）遗传性子宫内膜癌

1．遗传性非息肉性结肠直肠癌（HNPCC）

遗传性子宫内膜癌占子宫内膜癌的 2% ～ 5%[102]。遗传性非息肉性结肠直肠癌（HNPCC），也被称为 Lynch 综合征或癌症家庭综合征，家

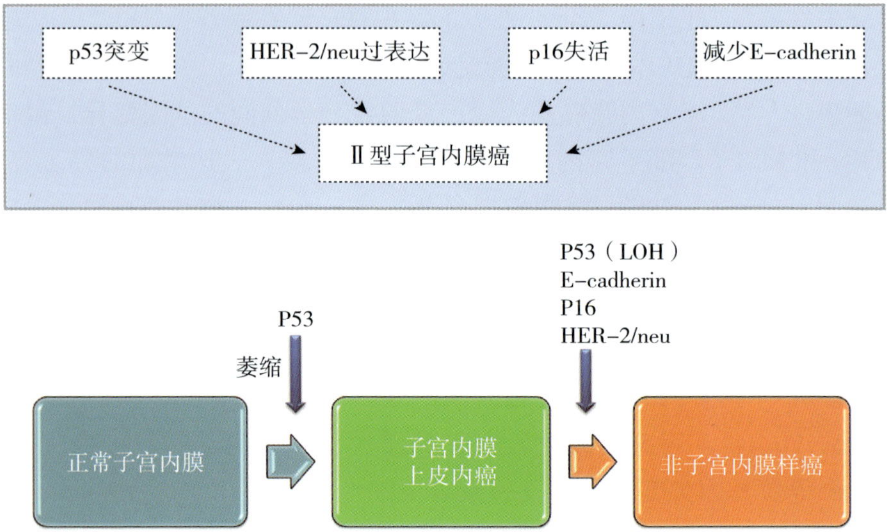


图 7-3 非子宫内膜样癌（Ⅱ型癌）的进展过程

族遗传的病例占多数[102]。它是一种常染色体显性遗传综合征，因为这个种系中有 30% ~ 60% 的 MMR 基因突变[61,62]，倾向于患多种恶性肿瘤，特别是结直肠肿瘤与子宫内膜癌[104]。HNPCC 患者中，子宫内膜癌是除结直肠恶性肿瘤外最常见的肿瘤。在 HNPCC 的女性患者中，子宫内膜癌的发生率等于或超过肠癌，相比较 1% 的总发病率[105]，并在超过 50% 的 HNPCC 病例中，女性往往以恶性妇科肿瘤作为首发的肿瘤[104]。HNPCC 患者发生子宫内膜癌的终身风险比其他患者高 50 倍。有研究显示，那些伴有一个基因突变的患者发生内膜癌的终身风险波动在 40% ~ 60% 之间。随机子宫内膜癌患者中发现 MMR 基因突变的频率为 1.8% ~ 2.1%，类似肠癌中 HNPCC 的频率[104]。HNPCC 患者已经具有先天性的 MLH1、MSH2、MSH6 或 PMS2 的基因突变，如果患者接下来子宫内膜细胞中再次发生基因的另一个等位基因缺失或突变（MLH1、MSH2、MSH6 或 PMS2[60,61]。一旦这两个突变都发生，在 MLH1、MSH2、MSH6 或 PMS2 的 MMR 功能缺陷，都会造成 MSI 的发生之后的肿瘤形成[60-62]。HNPCC 相关的肠癌患者会有高频的 MLH1 和 MSH2 基因突变，子宫内膜癌有较高的概率在 MSH2 和 MSH6 发生突变[72,104]。HNPCC 家系的女性若携带 MSH2 和 MSH6 突变，就会有较高的子宫内膜癌风险而不是肠癌[106]。MSI 已经在 75%HNPCC 家系的子宫内膜癌患者中检测到[61,62]。许多研究表明，MSI 与子宫内膜癌病理相关的关联。但是，14% ~ 21% 的 HNPCC 为非子宫内膜腺癌。只有 3.3% ~ 4.5% 是散发性 MSI 肿瘤[106]。有子宫内膜癌的遗传易感性的女性，往往肿瘤比一般人群早发生 10 年[60]。有 18% ~ 23% 的 HNPCC 患者中发生子宫内膜癌时 < 50 岁[106]，在 50 岁以下的子宫内膜癌患者中，有 9% 的患者发生 HNPCC 相关基因的突变。通过子宫内膜癌检验出的 HNPCC 家系中，有些家系只表现出子宫内膜癌，并不表现其他肿瘤。这组被称为“家族位点专一性子宫内膜癌”[7]。这些病患往往在子宫内膜增生中就发生 MLH1 和 MSH2 的蛋白表达缺失，所以认为是肿瘤的早期事件[63]。目前没有数据表明，HNPCC 家系中女性患子宫内膜癌相比散发性子宫内膜癌预后的情况[102,106]。一项研究表明，在 HNPCC 家系中子宫内膜癌死亡率为 12%，其中 61% 的患者出现第二原发恶性肿瘤，15% 的患者有超过 2 处的原发癌。Nieminen 等[105]研究了一例 HPNCC 突变携带者进行子宫内膜活检采样的 10 年随访中发现异常 MMR 蛋白表达，MSI 或肿瘤抑制基因启动子甲基化在各个子宫内膜组织学的表现，包括正常和增生子宫内膜。最常见的甲基化基因 CDH13、RASSF1A 和 GSTP1。这些异常表现在 MMR 和甲基化中，往往早于子宫内膜癌 12 年[105]。

2．PTEN 错构瘤肿瘤综合征

PTEN 错构瘤肿瘤综合征，多发生于染色体 10q 的 PTEN 基因突变家系，其中包括：考登综合征（Cowden syndrome）、Bannayan-Riley-Ruvalcaba syndrome、Proteus 综合征（Proteus-like syndrome）、自闭症障碍伴巨头畸形[107,108]。考登综合征，也称为多错构瘤综合征，是一种常染色体显性遗传病，具有乳腺癌、甲状腺以及子宫内膜癌的高危倾向。考登综合征的发生率尚不清楚[109]。考登综合征的特点是肠道错构瘤的发生，面部毛膜瘤和皮肤黏膜乳头状瘤[109,110]，在成年之前很少发现。PTEN 的外显子 5 突变，编码的活性部位和侧翼氨基酸，正是考登综合征的常见突变活化区域[110]。然而，大约 80% 的考登综合征患者中可检测到 PTEN 的突变[107]。考登综合征患者一生中患子宫内膜癌的比率为 5% ~ 10%，而在一般人群中的风险为 2.5%[107,108]。考登综合征和 Bannayan-Riley-Ruvalcaba 综合征表型特征有重叠。Bannayan-Riley-Ruvalcaba 综合征是一种先天性的、常染色体显性遗传病，有巨头畸形、错构瘤性肠息肉、脂肪瘤、发育缓慢或自闭症、阴茎斑（男性）和色素[109,111]。不像考登综合征，Bannayan-Riley-Ruvalcaba 综合征往往可在早期诊断[108]。大约 60% 的 Bannayan-Riley-Ruvalcaba 综合征患者有 PTEN 基因突变[107]。这种综合征与考登综合征相似，也同样有增加子宫内膜癌发生的风险[109]。

（杨　曦　张乃怿　张　楠　廖秦平）

## 参考文献


[1] Siegel RL，Miller KD，Jemal A. Cancer Statistics，2017. CA Cancer J Clin，2017，67（1）：7-30.

[2] 吴成 . 子宫内膜癌的筛查策略 . 中国计划生育学杂志，2012，20（10）：717-719.

[3] 杨曦，马珂，廖秦平 . 子宫内膜液基细胞学筛查子宫内膜癌应用现状 . 中国实用妇科与产科杂志。2016，32（12）：1233-1236.

[4] 赵平，陈万青 . 2009 中国肿瘤登记年报，北京：军事医学科学出版社，2010：116-184.

[5] 魏矿荣，陈万青，张思维，等 . 中国部分肿瘤登记地区 2003—2007 年子宫体癌的流行概况 . 中华妇产科杂志，2012，47（6）：445-451.

[6] Bokhman JV. Two pathogenetic types of endometrial carcinoma. Gynecol Oncol，1983，15（1）：10-17.

[7] Liu FS. Molecular carcinogenesis of endometrial cancer. Taiwan J Obstet Gynecol，2007，46（1）：26-32.

[8] Amant F，Moerman P，Neven P，et al. Endometrial cancer. Lancet，2005，366（9484）：491-505.

[9] Rose PG. Endometrial carcinoma. N Engl J Med，1996，335（9）：640-649.

[10] Slomovitz BM，Burke TW，Eifel PJ，et al. Uterine papillary serous carcinoma（UPSC）：a single institution review of 129 cases. Gynecol Oncol，2003，91（3）：463-469.

[11] Cancer Genome Atlas Research N，Kandoth C，Schultz N，et al. Integrated genomic characterization of endometrial carcinoma. Nature，2013，497（7447）：67-73.

[12] Murali R，Soslow RA，Weigelt B. Classification of endometrial carcinoma：more than two types. Lancet Oncol，2014，15（7）：e268-278.

[13] Maehama T，Dixon JE. The tumor suppressor，PTEN/MMAC1，dephosphorylates the lipid second messenger，phosphatidylinositol 3, 4, 5-trisphosphate. J Biol Chem，1998，273（22）：13375-13378.

[14] Myers MP，Pass I，Batty IH，et al. The lipid phosphatase activity of PTEN is critical for its tumor supressor function. Proc Natl Acad Sci U S A，1998，95（23）：13513-13518.

[15] Shen WH，Balajee AS，Wang J，et al. Essential role for nuclear PTEN in maintaining chromosomal integrity. Cell，2007，128（1）：157-170.

[16] Weng LP，Smith WM，Brown JL，et al. PTEN inhibits insulin-stimulated MEK/MAPK activation and cell growth by blocking IRS-1 phosphorylation and IRS-1/Grb-2/Sos complex formation in a breast cancer model. Hum Mol Genet，2001，10（6）：605-616.

[17] Hirai Y，Tanaka N，Furuta R，et al. Somatic mutations of the PTEN/NMAC1 gene associated with frequent chromosomal loss detected using comparative genomic hybridization in endometrial cancer. Gynecol Oncol，2001，83（1）：81-88.

[18] Gao Q，Ye F，Xia X，et al. Correlation between PTEN expression and PI3K/Akt signal pathway in endometrial carcinoma. J Huazhong Univ Sci Technolog Med Sci，2009，29（1）：59-63.

[19] Guzeloglu-Kayisli O，Kayisli UA，Al-Rejjal R，et al. Regulation of PTEN（phosphatase and tensin homolog deleted on chromosome 10）expression by

estradiol and progesterone in human endometrium. J Clin Endocrinol Metab，2003，88（10）：5017-5026.

[20] Boruban MC，Altundag K，Kilic GS，et al. From endometrial hyperplasia to endometrial cancer：insight into the biology and possible medical preventive measures. Eur J Cancer Prev，2008，17（2）：133-138.

[21] Levine RL，Cargile CB，Blazes MS，et al. PTEN mutations and microsatellite instability in complex atypical hyperplasia，a precursor lesion to uterine endometrioid carcinoma. Cancer Res，1998，58（15）：3254-3258.

[22] Mutter G L，Lin MC，Fitzgerald JT，et al. Altered PTEN expression as a diagnostic marker for the earliest endometrial precancers. J Natl Cancer Inst，2000，92（11）：924-930.

[23] 高庆蕾，叶飞，李静，等 . PTEN 基因编码产物与子宫内膜癌发生发展的相关性研究癌症，2003，22（6）：640-644.

[24] Gupta MK，Qin RY. Mechanism and its regulation of tumor-induced angiogenesis. World J Gastroenterol，2003，9（6）：1144-1155.

[25] Oda K，Stokoe D，Taketani Y，et al. High frequency of coexistent mutations of PIK3CA and PTEN genes in endometrial carcinoma. Cancer Res，2005，65（23）：10669-10673.

[26] Shayesteh L，Lu Y，Kuo WL，et al. PIK3CA is implicated as an oncogene in ovarian cancer. Nat Genet，1999，21（1）：99-102.

[27] Ma YY，Wei SJ，Lin YC，et al. PIK3CA as an oncogene in cervical cancer. Oncogene，2000，19（23）：2739-2744.

[28] Velasco A，Bussaglia E，Pallares J，et al. PIK3CA gene mutations in endometrial carcinoma：correlation with PTEN and K-RAS alterations. Hum Pathol，2006，37（11）：1465-1472.

[29] Hayes MP，Wang H，Espinal-Witter R，et al. PIK3CA and PTEN mutations in uterine endometrioid carcinoma and complex atypical hyperplasia. Clin Cancer Res，2006，12（20 Pt 1）：5932-5935.

[30] Miyake T，Yoshino K，Enomoto T，et al. PIK3CA gene mutations and amplifications in uterine cancers，identified by methods that avoid

confounding by PIK3CA pseudogene sequences. Cancer Lett, 2008, 261 (1): 120-126.

[31] Dong Y, Yang X, Wong O, et al. PIK3CA mutations in endometrial carcinomas in Chinese women: phosphatidylinositol 3' -kinase pathway alterations might be associated with favorable prognosis. Hum Pathol, 2012, 43 (8): 1197-1205.

[32] Bader AG, Kang S, Zhao L, et al. Oncogenic PI3K deregulates transcription and translation. Nat Rev Cancer, 2005, 5 (12): 921-929.

[33] Campbell IG, Russell SE, Choong DY, et al. Mutation of the PIK3CA gene in ovarian and breast cancer. Cancer Res, 2004, 64 (21): 7678-7681.

[34] Samuels Y, Wang Z, Bardelli A, et al. High frequency of mutations of the PIK3CA gene in human cancers. Science, 2004, 304 (5670): 554.

[35] Hayes MP, Douglas W, Ellenson LH. Molecular alterations of EGFR and PIK3CA in uterine serous carcinoma. Gynecol Oncol, 2009, 113 (3): 370-373.

[36] Catasus L, Gallardo A, Cuatrecasas M, et al. PIK3CA mutations in the kinase domain (exon 20) of uterine endometrial adenocarcinomas are associated with adverse prognostic parameters. Mod Pathol, 2008, 21 (2): 131-139.

[37] Konstantinova D, Kaneva R, Dimitrov R, et al. Rare mutations in the PIK3CA gene contribute to aggressive endometrial cancer. DNA Cell Biol, 2010, 29 (2): 65-70.

[38] Oderup C, Cederbom L, Makowska A, et al. Cytotoxic T lymphocyte antigen-4-dependent down-modulation of costimulatory molecules on dendritic cells in $CD4^+$ $CD25^+$ regulatory T-cell-mediated suppression. Immunology, 2006, 118 (2): 240-249.

[39] Hafner C, Vogt T, Landthaler M, et al. Somatic FGFR3 and PIK3CA mutations are present in familial seborrhoeic keratoses. Br J Dermatol, 2008, 159 (1): 214-217.

[40] Barbi S, Cataldo I, De Manzoni G, et al. The analysis of PIK3CA mutations

in gastric carcinoma and metanalysis of literature suggest that exon-selectivity is a signature of cancer type. J Exp Clin Cancer Res，2010，29：32.

[41] Elstrom RL，Bauer DE，Buzzai M，et al. Akt stimulates aerobic glycolysis in cancer cells. Cancer Res，2004，64（11）：3892-3899.

[42] Li Q，Zhu GD. Targeting serine/threonine protein kinase B/Akt and cell-cycle checkpoint kinases for treating cancer. Curr Top Med Chem，2002，2（9）：939-971.

[43] Kim D，Kim S，Koh H，et al. Akt/PKB promotes cancer cell invasion via increased motility and metalloproteinase production. FASEB J，2001，15（11）：1953-1962.

[44] Sharma D，Saxena NK，Vertino PM，et al. Leptin promotes the proliferative response and invasiveness in human endometrial cancer cells by activating multiple signal-transduction pathways. Endocr Relat Cancer，2006，13（2）：629-640.

[45] Saal LH，Holm K，Maurer M，et al. PIK3CA mutations correlate with hormone receptors，node metastasis，and ERBB2，and are mutually exclusive with PTEN loss in human breast carcinoma. Cancer Res，2005，65（7）：2554-2559.

[46] Catasus L，Gallardo A，Cuatrecasas M，et al. Concomitant PI3K-AKT and p53 alterations in endometrial carcinomas are associated with poor prognosis. Mod Pathol，2009，22（4）：522-529.

[47] Enomoto T，Fujita M，Inoue M，et al. Analysis of clonality by amplification of short tandem repeats. Carcinomas of the female reproductive tract. Diagn Mol Pathol，1994，3（4）：292-297.

[48] Broderick DK，Di C，Parrett TJ，et al. Mutations of PIK3CA in anaplastic oligodendrogliomas，high-grade astrocytomas，and medulloblastomas. Cancer Res，2004，64（15）：5048-5050.

[49] Raftopoulou M，Etienne-Manneville S，Self A，et al. Regulation of cell migration by the C2 domain of the tumor suppressor PTEN. Science，2004，303（5661）：1179-1181.

[50] Freeman DJ，Li AG，Wei G，et al. PTEN tumor suppressor regulates p53 protein levels and activity through phosphatase-dependent and -independent mechanisms. Cancer Cell，2003，3（2）：117-130.

[51] Okumura K，Zhao M，Depinho RA，et al. Cellular transformation by the MSP58 oncogene is inhibited by its physical interaction with the PTEN tumor suppressor. Proc Natl Acad Sci U S A，2005，102（8）：2703-2706.

[52] Uegaki K，Kanamori Y，Kigawa J，et al. PTEN-positive and phosphorylated-Akt-negative expression is a predictor of survival for patients with advanced endometrial carcinoma. Oncol Rep，2005，14（2）：389-392.

[53] Wacheck V. mTOR pathway inhibitors in cancer therapy：moving past rapamycin. Pharmacogenomics，2010，11（9）：1189-1191.

[54] Kim JW，Kim SH，Kim YT，et al. Clinicopathologic and biological parameters predicting the prognosis in endometrial cancer. Yonsei Med J，2002，43（6）：769-778.

[55] Inoue M. Current molecular aspects of the carcinogenesis of the uterine endometrium. Int J Gynecol Cancer，2001，11（5）：339-348.

[56] Lax SF. Molecular genetic changes in epithelial，stromal and mixed neoplasms of the endometrium. Pathology，2007，39（1）：46-54.

[57] Silverberg RJK SG，Nogales F，Mutter G，et al. Epithelial tumors and related lesions. in Pathology and Genetics of Tumors of the Breast and Female Organs，Devilee P and Tavassoli FA，Eds.，IARC Press，Lyon，France，2003.

[58] Bansal N，Yendluri V，Wenham RM. The molecular biology of endometrial cancers and the implications for pathogenesis，classification，and targeted therapies. Cancer Control，2009，16（1）：8-13.

[59] Llobet D，Pallares J，Yeramian A，et al. Molecular pathology of endometrial carcinoma：practical aspects from the diagnostic and therapeutic viewpoints. J Clin Pathol，2009，62（9）：777-785.

[60] Matias-Guiu X，Catasus L，Bussaglia E，et al. Molecular pathology of endometrial hyperplasia and carcinoma. Hum Pathol，2001，32（6）：569-

577.
[61] Prat J, Gallardo A, Cuatrecasas M, et al. Endometrial carcinoma: pathology and genetics. Pathology, 2007, 39 (1): 72-87.
[62] Lax SF. Molecular genetic pathways in various types of endometrial carcinoma: from a phenotypical to a molecular-based classification. Virchows Arch, 2004, 444 (3): 213-223.
[63] Hecht JL, Mutter GL. Molecular and pathologic aspects of endometrial carcinogenesis. J Clin Oncol, 2006, 24 (29): 4783-4791.
[64] Tashiro H, Blazes MS, Wu R, et al. Mutations in PTEN are frequent in endometrial carcinoma but rare in other common gynecological malignancies. Cancer Res, 1997, 57 (18): 3935-3940.
[65] Oda K, Okada J, Timmerman L, et al. PIK3CA cooperates with other phosphatidylinositol 3' -kinase pathway mutations to effect oncogenic transformation. Cancer Res, 2008, 68 (19): 8127-8136.
[66] Lax SF, Kendall B, Tashiro H, et al. The frequency of p53, K-ras mutations, and microsatellite instability differs in uterine endometrioid and serous carcinoma. Cancer, 2000, 88 (4): 814-824.
[67] Caduff RF, Johnston CM, Frank TS. Mutations of the K-ras oncogene in carcinoma of the endometrium. Am J Pathol, 1995, 146 (1): 182-188.
[68] Lax SF, Kendall B, Tashiro H, et al. The frequency of p53, K-ras mutations, and microsatellite instability differs in uterine endometrioid and serous carcinoma: evidence of distinct molecular genetic pathways. Cancer, 2000, 88 (4): 814-824.
[69] Mammas IN, Zafiropoulos A, Spandidos DA. Involvement of the ras genes in female genital tract cancer. Int J Oncol, 2005, 26 (5): 1241-1255.
[70] Abal M, Planaguma J, Gil-Moreno A, et al. Molecular pathology of endometrial carcinoma: transcriptional signature in endometrioid tumors. Histol Histopathol, 2006, 21 (2): 197-204.
[71] Doll A, Abal M, Rigau M, et al. Novel molecular profiles of endometrial cancer-new light through old windows. J Steroid Biochem Mol Biol, 2008,

108（3-5）：221-229.

[72] Sasaki H，Nishii H，Takahashi H，et al. Mutation of the Ki-ras protooncogene in human endometrial hyperplasia and carcinoma. Cancer Res，1993，53（8）：1906-1910.

[73] Salvesen HB，Macdonald N，Ryan A，et al. Methylation of hMLH1 in a population-based series of endometrial carcinomas. Clin Cancer Res，2000，6（9）：3607-3613.

[74] Catasus L，Machin P，Matias-Guiu X，et al. Microsatellite instability in endometrial carcinomas：clinicopathologic correlations in a series of 42 cases. Hum Pathol，1998，29（10）：1160-1164.

[75] Caduff RF，Johnston CM，Svoboda-Newman SM，et al. Clinical and pathological significance of microsatellite instability in sporadic endometrial carcinoma. Am J Pathol，1996，148（5）：1671-1678.

[76] Macdonald ND，Salvesen HB，Ryan A，et al. Frequency and prognostic impact of microsatellite instability in a large population-based study of endometrial carcinomas. Cancer Res，2000，60（6）：1750-1752.

[77] Risinger JI，Berchuck A，Kohler MF，et al. Genetic instability of microsatellites in endometrial carcinoma. Cancer Res，1993，53（21）：5100-5103.

[78] Esteller M，Levine R，Baylin SB，et al. MLH1 promoter hypermethylation is associated with the microsatellite instability phenotype in sporadic endometrial carcinomas. Oncogene，1998，17（18）：2413-2417.

[79] Niederacher D，An HX，Cho YJ，et al. Mutations and amplification of oncogenes in endometrial cancer. Oncology，1999，56（1）：59-65.

[80] Williams JA，Jr. Wang ZR，Parrish RS，et al. Fluorescence in situ hybridization analysis of HER-2/neu，c-myc，and p53 in endometrial cancer. Exp Mol Pathol，1999，67（3）：135-143.

[81] Geisler JP，Geisler HE，Manahan KJ，et al. Nuclear and cytoplasmic c-myc staining in endometrial carcinoma and their relationship to survival. International Journal of Gynecological Cancer，2004，14（1）：133-137.

[82] Pallares J，Martinez-Guitarte JL，Dolcet X，et al. Survivin expression in endometrial carcinoma：a tissue microarray study with correlation with PTEN and STAT-3. Int J Gynecol Pathol，2005，24（3）：247-253.

[83] Hoffman WH，Biade S，Zilfou JT，et al. Transcriptional repression of the anti-apoptotic survivin gene by wild type p53. J Biol Chem，2002，277（5）：3247-3257.

[84] Tashiro H，Isacson C，Levine R，et al. p53 gene mutations are common in uterine serous carcinoma and occur early in their pathogenesis. Am J Pathol，1997，150（1）：177-185.

[85] Sherman ME，Bur ME，Kurman RJ. p53 in endometrial cancer and its putative precursors：evidence for diverse pathways of tumorigenesis. Hum Pathol，1995，26（11）：1268-1274.

[86] Samarnthai N，Hall K，Yeh IT. Molecular profiling of endometrial malignancies. Obstet Gynecol Int，2010：162363.

[87] Ambros RA，Sherman ME，Zahn CM，et al. Endometrial intraepithelial carcinoma：a distinctive lesion specifically associated with tumors displaying serous differentiation. Hum Pathol，1995，26（11）：1260-1267.

[88] Casalini P，Iorio MV，Galmozzi E，et al. Role of HER receptors family in development and differentiation. J Cell Physiol，2004，200（3）：343-350.

[89] Berchuck A，Boyd J. Molecular basis of endometrial cancer. Cancer，1995，76（10 Suppl）：2034-2040.

[90] Berchuck A，Rodriguez G，Kinney RB，et al. Overexpression of HER-2/neu in endometrial cancer is associated with advanced stage disease. Am J Obstet Gynecol，1991，164（1 Pt 1）：15-21.

[91] Saffari B，Jones LA，El-Naggar A，et al. Amplification and overexpression of HER-2/neu（c-erbB2）in endometrial cancers：correlation with overall survival. Cancer Res，1995，55（23）：5693-5698.

[92] Dougall WC，Qian X，Peterson NC，et al. The neu-oncogene：signal transduction pathways，transformation mechanisms and evolving therapies. Oncogene，1994，9（8）：2109-2123.

[93] 魏丽惠 . 子宫内膜癌基因的研究 . 中国实用妇科与产科杂志，2002，(4)：195-196.

[94] Van Der Putten HW，Baak JP，Koenders TJ，et al. Prognostic value of quantitative pathologic features and DNA content in individual patients with stage I endometrial adenocarcinoma. Cancer，1989，63 (7)：1378-1387.

[95] Susini T，Amunni G，Molino C，et al. Ten-year results of a prospective study on the prognostic role of ploidy in endometrial carcinoma：dNA aneuploidy identifies high-risk cases among the so-called 'low-risk' patients with well and moderately differentiated tumors. Cancer，2007，109 (5)：882-890.

[96] Konopka B，Janiec-Jankowska A，Czapczak D，et al. Molecular genetic defects in endometrial carcinomas：microsatellite instability，PTEN and beta-catenin (CTNNB1) genes mutations. J Cancer Res Clin Oncol，2007，133 (6)：361-371.

[97] Mccampbell AS，Broaddus RR，Loose DS，et al. Overexpression of the insulin-like growth factor I receptor and activation of the AKT pathway in hyperplastic endometrium. Clin Cancer Res，2006，12 (21)：6373-6378.

[98] Baak JP，Mutter GL，Robboy S，et al. The molecular genetics and morphometry-based endometrial intraepithelial neoplasia classification system predicts disease progression in endometrial hyperplasia more accurately than the 1994 World Health Organization classification system. Cancer，2005，103 (11)：2304-2312.

[99] Piestrzeniewicz-Ulanska D，Brys M，Semczuk A，et al. TGF-beta signaling is disrupted in endometrioid-type endometrial carcinomas. Gynecol Oncol，2004，95 (1)：173-180.

[100] Ferrandina G，Ranelletti FO，Gallotta V，et al. Expression of cyclooxygenase-2 (COX-2)，receptors for estrogen (ER)，and progesterone (PR)，p53，ki67，and neu protein in endometrial cancer. Gynecol Oncol，2005，98 (3)：383-389.

[101] Meyer LA，Broaddus RR，Lu KH. Endometrial cancer and Lynch

syndrome：clinical and pathologic considerations. Cancer Control，2009，16（1）：14-22.

[102] Di Cristofano A，Ellenson LH. Endometrial carcinoma. Annu Rev Pathol，2007，2：57-85.

[103] Garg K，Soslow RA. Lynch syndrome（hereditary non-polyposis colorectal cancer）and endometrial carcinoma. J Clin Pathol，2009，62（8）：679-684.

[104] Nieminen TT，Gylling A，Abdel-Rahman WM，et al. Molecular analysis of endometrial tumorigenesis：importance of complex hyperplasia regardless of atypia. Clin Cancer Res，2009，15（18）：5772-5783.

[105] Karamurzin Y，Rutgers JK. DNA mismatch repair deficiency in endometrial carcinoma. Int J Gynecol Pathol，2009，28（3）：239-255.

[106] Pilarski R. Cowden syndrome：a critical review of the clinical literature. J Genet Couns，2009，18（1）：13-27.

[107] Hobert JA，Eng C. PTEN hamartoma tumor syndrome：an overview. Genet Med，2009，11（10）：687-994.

[108] Schmeler KM，Daniels MS，Brandt AC，et al. Endometrial cancer in an adolescent：a possible manifestation of Cowden syndrome. Obstet Gynecol，2009，114（2 Pt 2）：477-479.

[109] Nelen MR，Van Staveren WC，Peeters EA，et al. Germline mutations in the PTEN/MMAC1 gene in patients with Cowden disease. Hum Mol Genet，1997，6（8）：1383-1387.

[110] Lynch NE，Lynch SA，Mcmenamin J，et al. Bannayan-Riley-Ruvalcaba syndrome：a cause of extreme macrocephaly and neurodevelopmental delay. Arch Dis Child，2009，94（7）：553-554.

## 第二节　目前研究结果及对临床工作的意义

子宫内膜细胞学的取材痛苦小、出血少；取材满意率高；操作方便；经济快捷；安全性高等优点已经得到了充分的证明。为了追求更高的准确性，敏感性，特异性，本课题组（廖秦平团队）进行了更进一步的研究。

ECT 无法获取内膜腺体的组织形态，在一定程度上影响了其诊断效力。针对 ECT 在诊断中的困难，各国专家对此进行了探索。1997 年，液基细胞学制片技术（LBP）应用于 ECT [2]，使 ECT 的取材满意度更高，也使获取的细胞学标本可重复制片用于进一步检测。1998 年，Maksem 等首次报道应用免疫细胞化学方法在 ECT 中检测 p53 辅助确诊 EIC 1 例 [3]，此后不断有报道探索免疫细胞化学在内膜癌中的应用。2003 年，Garcia 等研究发现 Ki-67 的表达在内膜癌和良性病变的 LBP 细胞学涂片中存在显著性差异 [4]。2010 年，Qian 等尝试将荧光原位杂交技术（fluorescence in situ hybridization，FISH）应用于 ECT 诊断：1、8、10 号染色体发生变化的细胞比例在内膜癌、非典型增生、良性病变中分别为 55%、32% 和 13%，提示其在癌前病变的诊断和鉴别诊断中有临床应用价值。2011 年，Kosmas 等使用压印细胞技术（imprint smears）制片发现 Ki-67 在内膜癌和增生期内膜中高表达，且与内膜癌的病理类型、分期、分级及淋巴结转移相关，在分泌期子宫内膜中极少表达，在萎缩期内膜中不表达，提示检测 Ki-67 有助于鉴别分泌期子宫内膜与早期内膜癌 [5]。2014 年，Apostolou 等使用压印细胞制片第一次将子宫内膜细胞学的形态学与 Ki-67 及 p53 的表达联合制订综合评分系统，并提出可用于鉴别低级别内膜癌与增殖期 [6]。2008 年，Norimatsu 等用 LBP 技术检测 ECT 内膜良性病变与内膜癌中 PTEN 的表达，结果表明可将 PTEN 表达≤ 50% 设为内膜癌的诊断界值 [7,8]。

2012 年，北京大学第一医院廖秦平课题组对 ECT 的 LBP 细胞学涂片中 6 种分子标志物最优截点作为诊断指标，包括 mTOR、Ki-67、PAX-2、PI3K、PTEN、AKT。得出结论：以上分子标志物在正常子宫内膜、子宫内膜良性病变、癌前病变 / 内膜癌中的表达存在差异。辅助诊断能力由高到低排序为：mTOR、Ki-67、PAX-2、PI3K、PTEN、AKT。进行单一分子标志物检测时 mTOR 对内膜癌及癌前病变的辅助诊断意义最大。

联合应用 6 种分子标志物进行检测辅助诊断能力可得到明显提高。

应用 2 种分子标志物检测时，Ki-67 与 mTOR 联合检测对提高内膜癌及癌前病变的辅助诊断意义最大。并认为作为辅助诊断，可在兼顾检测成本和免疫细胞化学染色质量的情况下选择 2 种分子标志物，即可达到提高 ECT 对子宫内膜癌及癌前病变的筛查能力。

后续研究中，将相同研究对象的子宫内膜标本的免疫组织化学染色结果与免疫细胞化学染色结果相对比，发现使用 IHC 方法和 ICC 方法检测 PI3Kp110α、pAkt、mTOR、PTEN、ki-67、PAX2，其结果两两呈正相关，再次验证了 ECT 取材的可靠性，也同时说明 ICC 的方法可靠性及其用于子宫内膜癌筛查辅助诊断的前景。其中，mTOR、PTEN 和 ki-67 无论用 IHC 方法还是 ICC 方法检测，均对 I 型子宫内膜癌有较高的诊断价值，提示其有应用于临床的潜力。而联合检测的诊断效力在 IHC 方法和 ICC 方法中略有不同，IHC 方法联合检测 PTEN 和 mTOR 诊断效力最高，而 ICC 方法则联合检测 ki-67 和 mTOR 诊断效力最高。原因可能是 PTEN 在恶性病变中表现为失表达或低表达，需与背景间质对比，而 ICC 方法缺乏腺体结构，与背景的比对存在困难，所以在恶性病变中阳性表达的抗体使用 ICC 检测的诊断价值更高。

（杨　曦　张乃怿　张　楠　贾　芃）

## 参考文献


[1] Buccoliero AM，Gheri CF，Castiglione F，et al. Liquid-based endometrial cytology：cyto-histological correlation in a population of 917 women. Cytopathology ：official journal of the British Society for Clinical Cytology，2007，18（4）：241-249.

[2] Tso LC. Direct intrauterine sampling：the IUMC Endometrial Sampler . Diagnostic cytopathology，1997，17（2）：153-159.

[3] Maksem JA，Lee SS. Endometrial intraepithelial carcinoma diagnosed by brush cytology and p53 immunostaining，and confirmed by hysterectomy . Diagnostic cytopathology，1998，19（4）：284-287.

[4] Garcia F，Barker B，DAVIS J，et al. Thin-layer cytology and histopathology in the evaluation of abnormal uterine bleeding . The Journal of reproductive medicine，2003，48（11）：882-888.

[5] Konstaniinos K，Marios S，Anna M，et al. Expression of Ki-67 as proliferation biomarker in imprint smears of endometrial carcinoma . Diagnostic cytopathology，2013，41（3）：212-217.

[6] Apostolou G，Apostolou N，Nikolaidou C，et al. Cytodiagnosis of endometrial carcinoma and hyperplasia on imprint smears with additional immunocytochemistry using Ki-67 and p53 biomarkers . Cytopathology ： official journal of the British Society for Clinical Cytology，2014，25（2）：86-94.

[7] Norimatsu Y，Miyamoto M，Kobayashi TK，et al. Diagnostic utility of phosphatase and tensin homolog，beta-catenin，and p53 for endometrial carcinoma by thin-layer endometrial preparations . Cancer，2008，114（3）：155-164.

[8] Norimatsu Y，Miyamoto T，Kobayashi TK，et al. Utility of thin-layer preparations in endometrial cytology：immunocytochemical expression of PTEN，beta-catenin and p53 for benign endometrial lesions . Diagnostic cytopathology，2008，36（4）：216-223.

# 附录一
# 子宫内膜癌筛查和早期诊断专家共识（草案）

expert consensus of endometrial cancer screening and early diagnosis

子宫内膜癌筛查专家委员会

Endometrial Cancer screening program committee

**关键词**：子宫内膜癌；筛查；早期诊断；子宫内膜细胞学

**Keywords**：cendometrial cancer；screening；early diagnosis；endometrial cytology test（ECT）

子宫内膜癌是女性生殖道三大恶性肿瘤之一，在发达国家及我国部分经济发达地区，其发病率居妇科恶性肿瘤首位 [1-11]。子宫内膜癌发生的高危因素（肥胖、糖尿病、高血压等）人群数逐年上升，故近年来子宫内膜癌的发病率及死亡率逐年上升并出现年轻化趋势。目前，在我国尚缺乏子宫内膜癌筛查及早期诊断的相关策略。在不久的将来，子宫内膜癌在北京、上海、广州等经济发达地区，将会变成严重的公共卫生问题。

## 一、筛查人群

不建议对于子宫内膜癌平均风险、无症状女性进行常规筛查 [6-8,10-12]，建议对于子宫内膜癌高危风险女性进行子宫内膜癌筛查。

子宫内膜癌的高危风险包括 [5-11]：

（1）年龄≥ 45 岁。

（2）糖尿病。

---

通信作者：刘从容，北京大学第三医院，E-mail：congrong_liu@163.com
孙耘田，中国医学科学院肿瘤医院，E-mail：sunyt@cicams.ac.cn

（3）肥胖。

（4）高血压。

（5）无孕激素拮抗的性激素使用史。

（6）多囊性卵巢综合征。

（7）功能性卵巢肿瘤（分泌雌激素的卵巢肿瘤）。

（8）无排卵型异常子宫出血。

（9）初潮早。

（10）不孕、不育。

（11）他莫昔芬（三苯氧胺）治疗。

（12）肿瘤家族史（尤其是子宫内膜癌或肠道肿瘤）。

（13）卵巢癌和乳腺癌病史。

## 二、筛查间隔

目前建议高危人群每年筛查[6]。

## 三、筛查方式

推荐非月经期及阴道出血量少时应用子宫内膜刷进行子宫内膜取样[5-11,13-20]，制片方式建议使用子宫内膜细胞学法（endometrial cytology test，ECT）[9,21]。经阴道彩超了解子宫内膜厚度、均质度及血流状况，可作为初始评估和辅助子宫内膜细胞学筛查子宫内膜癌的方法[7-8,11,22]。

## 四、子宫内膜细胞学评价系统

经过严格培训的细胞学医生或细胞病理学医生进行子宫内膜细胞学的判读：将结果分为五类：

（1）不满意标本。

（2）未见恶性肿瘤细胞。

（3）意义不明确的非典型细胞。

（4）可疑恶性肿瘤细胞。

（5）恶性肿瘤细胞。

## 五、筛查结果的临床处理

见图 1。

1．不满意标本

3 个月后重复细胞学检查。

2．未见恶性肿瘤细胞

（1）绝经后反复阴道出血、或绝经后子宫内膜厚度≥ 5 mm，建议宫腔镜检查。

（2）育龄妇女，有阴道出血症状或超声子宫内膜增厚时，可先试用孕激素治疗，如果治疗无效者，建议宫腔镜检查。

（3）如为子宫内膜炎，可先行抗炎治疗，消炎后复查。

（4）无症状、超声子宫内膜无明显异常，12 个月后复查。

3．意义不明确的非典型细胞

（1）无症状女性，应在 6 个月后复查子宫内膜细胞学。

（2）绝经后反复阴道出血、或绝经后子宫内膜厚度≥ 5 mm，建议宫腔镜检查。

（3）育龄妇女，有阴道出血症状或超声异常（内膜不均、异常血流信号、明显占位等），建议行宫腔镜检查。

4．可疑恶性肿瘤细胞或恶性肿瘤细胞

应即行宫腔镜检查 + 分段诊刮取得子宫内膜组织，根据病理结果再进一步进行临床治疗。

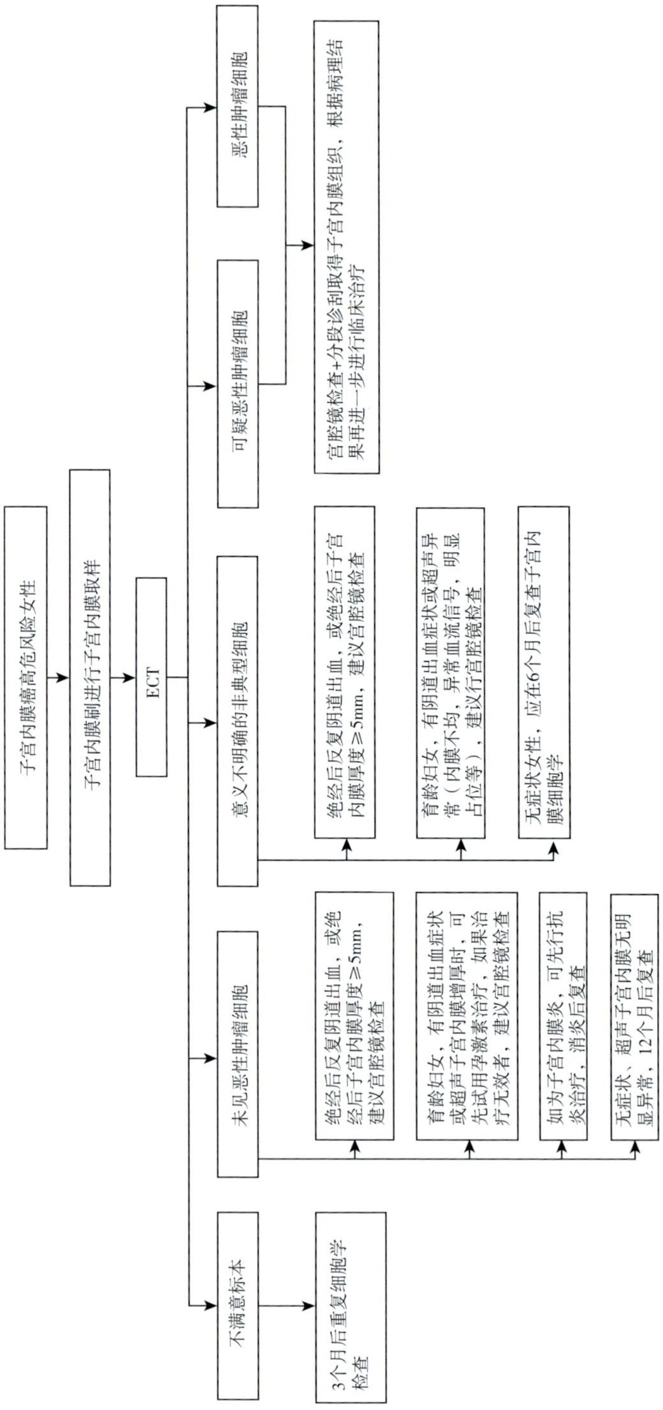


附图 1 子宫内膜癌筛查及早期诊断流程图

## 参加编写的子宫内膜癌筛查专家委员会成员：

廖秦平（清华大学附属北京清华长庚医院，清华大学临床医学院妇产科）

杨　曦（清华大学附属北京清华长庚医院，清华大学临床医学院妇产科）

陈　锐（清华大学附属北京清华长庚医院，清华大学临床医学院妇产科）

任玉波（北京大学国际医院病理科、聊城市人民医院病理科）

史桂芝（北京航空总院病理科）

张乃怿（北京大学肿瘤医院妇科）

吴　成（北京和睦家医院妇产科）

尹洪芳（清华大学附属北京清华长庚医院，清华大学临床医学院病理科）

文　佳（清华大学附属北京清华长庚医院，清华大学临床医学院妇产科）

张　蕾（清华大学附属北京清华长庚医院，清华大学临床医学院妇产科）

刘光三（北京和睦家医院妇产科）

张　岩（北京大学第一医院妇产科）

薛凤霞（天津医科大学总医院妇产科）

张淑兰（中国医科大学附属盛京医院妇产科）

李　辉（子宫内膜癌筛查项目协作组）

刘从容（北京大学第三医院病理科）

孙耘田（中国医学科学院肿瘤医院病理科）

## 参考文献

[1] 赵平，陈万青．中国肿瘤登记年报 2004. 北京：中国协和医科大学出版社，2008：138，162.

[2] 赫捷，陈万青 . 2012 中国肿瘤登记年报 . 北京：军事医学科学出版社，2012：122-123.

[3] 魏丽惠 . 重视子宫内膜癌的筛查 . 中华妇产科杂志，2013，48（12）：881-883.

[4] Siegel RL，Miller KD，Jemal A. Cancer statistics，2016. CA Cancer J Clin，2016，66（1）：7-30.

[5] Colombo N，Creutzberg C，Amant F，et al. ESMO-ESGO-ESTRO consensus conference on endometrial cancer：Diagnosis，treatment and follow-up. Radiother Oncol，2015，117（3）：559-581.

[6] American Cancer Society.Endometrial（Uterine）Cance［EB/OL］.https：//www.cancer.org/，2016-02-29.

[7] The American College of Obstetricians and Gynecologists，Society of Gynecologic.Practice Bulletin No. 149：Endometrial cancer. Obstet Gynecol，2015，125（4）：1006-1026.

[8] FIGO，International Federation of Gynecology and Obstetrics.FIGO Cancer Report 2015［EB/OL］.https：//www.journals.elsevier.com/international-journal-of-gynecology-and-obstetrics，［2015-10-30］.

[9] 日本産科婦人科学会，日本産婦人科医会：CQ209 子宫体部細胞診の適切な採取法と検診対象者は？，産婦人科診療ガイドライン—婦人科外来編 2011 冊子，东京：东京都北区西原 3-46-10 株式会社，2011：50-51.

[10] NCCN（National Comprehensiv Cancer Network）.NCCN clinical practice guidelines in Oncology：uterine neoplasms（2016.V2）［EB/OL］.https：//www.nccn.org/professionals/physician_gls/f_guidelines.asp，2015-11-20.

[11] BC，Clinical Practice Guidelines and Protocols in British Columbia. Genital Tract Cancers in Females：Endometrial Cancer.［EB/OL］http：//www2.gov.bc.ca/gov/content/health/practitioner-professional-resources/bc-guidelines，2014-06-15.

[12] 吴成 . 子宫内膜癌的筛查策略 . 中国计划生育学杂志，2012，20（10）：717-719.

[13] Del Priore G，Williams R，Harbatkin CB，et al. Endometrial brush biopsy

for the diagnosis of endometrial cancer. J Reprod Med，2001，46（5）：439-443.

[14] Critchley HO，Warner P，Lee AJ，et al. Evaluation of abnormal uterine bleeding：comparison of three outpatient procedures within cohorts defined by age and menopausal status. Health Technol Assess，2004，8（34）：iii-iv，1-139.

[15] Yang GC，Wan LS，Del Priore G. Factors influencing the detection of uterine cancer by suction curettage and endometrial brushing. J Reprod Med，2002，47（12）：1005-1010.

[16] Yang GC，Wan LS. Endometrial biopsy using the Tao Brush method. A study of 50 women in a general gynecologic practice. J Reprod Med，2000，45（2）：109-114.

[17] Maksem JA. Performance characteristics of the Indiana University Medical Center endometrial sampler（Tao Brush）in an outpatient office setting，first year's outcomes：recognizing histological patterns in cytology preparations of endometrial brushings. Diagn Cytopathol，2000，22（3）：186-195.

[18] Williams AR，Brechin S，Porter AJ，et al. Factors affecting adequacy of Pipelle and Tao Brush endometrial sampling. BJOG，2008，115（8）：1028-1036.

[19] 杨曦，廖秦平，吴成，等. 子宫内膜细胞学检查在子宫内膜癌筛查中的应用. 中华妇产科杂志，2013，48（12）：884-890.

[20] 张乃怿，吴成，赵健，等. 子宫内膜细胞学检查在筛查子宫内膜癌中的应用. 中华妇产科杂志，2010，45（10）：793-795.

[21] Nakagawa-Okamura C，Sato S，Tsuji I，et al. Effectiveness of mass screening for endometrial cancer. Acta Cytol，2002，46（2）：277-283.

[22] Remondi C，Sesti F，Bonanno E，et al. Diagnostic accuracy of liquid-based endometrial cytology in the evaluation of endometrial pathology in postmenopausal women. Cytopathology，2013，24（6）：365-371.

# 附录二
# 子宫内膜细胞学诊断报告系统（2017）及临床处理建议

陈锐[1]，杨曦[1]，任玉波[2]，史桂芝[3]，尹洪芳[1]，刘从容[4]，
孙耘田[5*]，廖秦平[1*]

The Endometrial Cytology Test Reporting Diagnostic Reporting System
（2017）and Clinical Management Guidance

**作者单位：**

1. 清华大学附属北京清华长庚医院，清华大学临床医学院妇产科，北京，102218
2. 北京大学国际医院病理科，北京，102206
3. 中科院生物物理研究所，北京，100101；中国科学院大学，北京，100049；中国医科大学航空总院病理科，北京，100012
4. 北京大学第三医院病理科，北京，100086
5. 中国医学科学院肿瘤医院病理科，北京，100021

**关键词：**子宫内膜癌；筛查；子宫内膜细胞学；诊断报告系统

**Keywords：**endometrial cancer；screening；endometrial cytology test（ECT）；diagnostic reporting system

一个适宜的细胞学评价系统，既有利于细胞病理学医生间做出一致的诊断，又有利于临床医生对患者的病情进行评估，指导临床处理；同时针对某一诊断能很好地与患者沟通，提出下一步的处理建议，最终使

* 通信作者：廖秦平，E-mail：qinping_liao@163.com
孙耘田，E-mail：sunyt@cicams.ac.cn

得细胞学诊断与临床诊断及组织病理学结果间有很好的对接。

关于子宫内膜细胞学报告系统的研究，可以追溯到20世纪70年代[1]。随着细胞学检测技术的进展及临床应用，随着宫颈细胞学TBS（The Bethesda System 1991，2004，2014）诊断系统的建立和推广，在过去十年间，国内外一些学者对子宫内膜细胞学的诊断报告模式提出过各种建议[2-12]。但迄今为止，子宫内膜细胞学尚无国际统一诊断报告系统。因此，迫切需要细胞病理学医生、临床医生通过大量的临床实践，总结数据提出一套与子宫内膜组织病理学诊断结果符合率高、可重复性好，对临床工作具有指导意义的子宫内膜细胞学报告系统，便于细胞病理学医生之间、病理与临床医生之间在子宫内膜细胞学诊断中有共同的语言，相通的交流，减少个体及室间差异，提高诊断的准确率和稳定性。

通过总结前期子宫内膜细胞学的经验积累，廖秦平团队先后于2006年、2015年发表“子宫内膜细胞学诊断评价系统”相关文章[13,14]。之后又经过十年打磨，2016年10月，细胞学专家、组织病理学专家及妇产科临床专家在北京，共同针对“子宫内膜细胞学报告系统”进行深入探讨，结合既往各相关评价体系特点及临床应用过程中存在的问题及经验，提出了更新版的子宫内膜细胞学诊断报告系统（Endometrial Cytology Beijing System，ECBS）。共分五类：

（1）不满意标本。

（2）未见恶性肿瘤细胞。

（3）意义不明确的非典型细胞。

（4）可疑恶性肿瘤细胞。

（5）恶性肿瘤细胞 。

## 1. 不满意标本

获取满意标本是正确诊断的保障和前提，满意的标本一般应具备以下3点：

（1）明确的标记。

（2）具有相关的临床资料，如患者的末次月经、宫内节育器、临床症状、是否绝经、绝经年龄以及超声检查结果等。

（3）有足够量的保存完好的腺上皮细胞。生育年龄女性标本涂片中至少包括 10 堆子宫内膜腺上皮细胞，绝经后萎缩子宫内膜涂片中至少 5 堆子宫内膜腺上皮细胞。出现任何类型不典型细胞都属于标本满意。不满意标本常见情形如下：

1.1　拒绝接收的标本

（1）申请单及标本缺乏明确的标记。

（2）玻片破碎，不能被修复。

1.2　经评价后不满意的标本

（1）由于血液、炎细胞覆盖、细胞过度重叠、细胞蜕变等因素，影响到 75% 以上腺上皮细胞的观察，或标本中被大量宫颈鳞状上皮细胞污染。

（2）细胞形态结构清晰，缺乏不典型性，但细胞量过少（生育年龄女性少于 10 堆子宫内膜腺上皮细胞，绝经后女性子宫内膜涂片中少于 5 堆子宫内膜腺上皮细胞）。

临床处理建议：如子宫内膜细胞学涂片经评价后为不满意的标本，建议患者 2 ～ 3 个月后重复细胞学检查，或结合临床进行下一步处理。

## 2. 未见恶性肿瘤细胞

指标本满意，细胞形态或排列结构无不典型性者。未见恶性肿瘤细胞的常见情形为增生期子宫内膜、分泌期子宫内膜、萎缩期子宫内膜细胞，子宫内膜炎，不伴非典型性的良性增生性改变，子宫内膜息肉，药物所致子宫内膜蜕膜样变等反应性改变，子宫内膜化生性改变，子宫内膜结核，宫内节育器（IUD）所致子宫内膜反应性改变等。

此诊断分类子宫内膜细胞形态学特征主要为：

（1）细胞群落以中等或较大群落为主，细胞群落中或涂片背景散在较多子宫内膜间质细胞。

（2）细胞群落多呈片状、管状、球状细胞群落；群落形态规则，边缘光滑、细胞排列规则。

（3）细胞群落通常为单层平铺排列，可呈轻微假复层状，细胞轻度拥挤，但细胞群落边缘平滑规则。

（4）细胞大小形态一致，细胞核圆形或卵圆形，核膜规则，核染色质细腻均一，核间距一致。

（5）伴有子宫内膜化生性、修复性、反应性改变的细胞形态应该典型，数量较少。

（6）涂片背景通常干净，缺乏坏死或肿瘤素质。

临床处理建议：

（1）对于绝经后反复阴道出血、或绝经后子宫内膜厚度≥ 5 mm 的患者，建议行宫腔镜检查。

（2）对于育龄期女性，如有阴道出血症状或超声检查提示异常（如子宫内膜回声不均等），可先试用孕激素治疗，如果治疗无效建议行宫腔镜检查。

（3）如考虑为子宫内膜炎，可先行抗炎对症治疗，12 个月后复查。

（4）对于无症状、超声检查提示子宫内膜无明显异常患者，建议 12 个月后复查。

## 3. 意义不明确的非典型细胞

细胞学形态提示异常程度，高于未见恶性肿瘤细胞形态，但异常细胞数量较少或形态结构异常不足以诊断可疑恶性肿瘤细胞。与组织病理学中的非典型增生不同，这是一种非特指的分类，常见病变为：子宫内膜化生、子宫内膜单纯性或复杂性增生、月经期子宫内膜崩解、应用药物后的反应性改变、IUD 所致反应性改变，也包括部分伴非典型的子宫内膜增生、高分化子宫内膜样癌等。导致“意义不明确的非典型细胞”分类的情形主要如下：

（1）细胞量丰富，细胞群落显著增多，群落通常中等或较大，群落边缘轻度不规则，细胞群落周围的间质细胞较少；细胞排列较密集，细胞核间隙轻度不规则；但细胞核改变轻微。

（2）细胞核轻度或明显增大，核轻度深染，细胞群落较小，但细胞数量较少。

（3）细胞的非典型性改变不能完全用子宫内膜化生性、子宫内膜修复性或子宫内膜反应性改变解释。

（4）任何其他细胞的非典型性改变，但不足用可疑恶性或恶性解释。

临床处理建议：

（1）对于无症状女性，应在6个月后复查子宫内膜细胞学。

（2）对于绝经后反复阴道出血、或绝经后子宫内膜厚度≥ 5mm的女性，建议行宫腔镜进一步检查。

（3）对于育龄女性，如有阴道出血症状或超声检查有异常提示（如子宫内膜回声不均，异常血流信号，明显占位等），建议行宫腔镜检查。

## 4. 可疑恶性肿瘤细胞

细胞学涂片形态特征具备部分恶性肿瘤的细胞学特征（详见诊断分类5），但其异型程度或细胞数量又不足以确切诊断为恶性肿瘤细胞。这一分类常见于非典型子宫内膜增生、高分化子宫内膜样腺癌、其他类型恶性肿瘤等。

（1）可疑子宫内膜样腺癌：细胞量丰富，细胞群落显著增多，群落通常中等或较小，边缘不规则，周围的间质细胞少；细胞排列较密集，细胞核拥挤重叠；但细胞核的异型不足以直接诊断子宫内膜样腺癌。

（2）可疑其他恶性肿瘤：细胞核异型明显，但细胞数量较少，不足以直接诊断恶性。

## 5. 恶性肿瘤细胞

细胞学表现具有明确的恶性特征。包括原发Ⅰ/Ⅱ型子宫内膜癌、子宫内膜间质肉瘤、输卵管癌、卵巢癌、转移性子宫内膜恶性肿瘤等。其中：

（1）子宫内膜样腺癌的细胞学形态特征表现为：细胞丰富，细胞群落大小不等，群落边缘不规则；细胞排列密集、堆叠，极向消失，核间距不等；细胞核较大、大小不一、染色质增粗，核膜厚、不规则，核仁明显，可单个、多个或巨核仁；子宫内膜间质细胞少或缺乏；涂片背景可有出血、坏死等肿瘤背景。

（2）其他恶性肿瘤：细胞异型明显，细胞的数量、异型性和排列结构具备明确恶性肿瘤的特征。如Ⅱ型子宫内膜癌、子宫内膜间质肉瘤、输卵管癌、卵巢癌、转移性子宫内膜恶性肿瘤（略）。

临床处理建议：如细胞学结果评价为可疑恶性肿瘤细胞或恶性肿瘤细胞，应立即行宫腔镜检查 + 分段诊刮取得病理组织，根据病理结果再进一步进行临床治疗。

综上，本次专家组提出的上述子宫内膜细胞学诊断报告体系，将会通过今后在临床工作中的进一步应用及验证，给出切实的实践依据。也希望通过不断地总结经验与努力，使得子宫内膜细胞学评价系统日臻完善，以利于其在临床工作中的应用及推广，有助于子宫内膜癌筛查工作的开展。

## 参考文献


[1] Milan AR，Markley RL，Fisher RS，et al.Endometrial cytology using the Milan-Markley technique. Obstet. Gynecol，1976，48：111-116.

[2] 姜玉菲 . 子宫体癌细胞学检查的分析和体会 . 实用妇科与产科杂志，1988，4（5）：239-241.

[3] 张乃怿，吴成，赵健，等 . 子宫内膜细胞学检查在筛查子宫内膜癌中的应用 . 中华妇产科杂志，2010，45（10）：793-795.

[4] Remondi C，Sesti F，Bonanno E，et al.Diagnostic accuracy of liquid-based endometrial cytology in the evaluation of endometrial pathology in postmenopausal women.Cytopathology，2013，24（6）：365-371.

[5] Yanoh K，Norimatsu Y，Hirai Y，et al.New diagnostic reporting format for endometrial cytology based on cytoarchitectural criteria. Cytopathology，2009，20，388-394.

[6] Yanoh K，Hirai Y，Sakamoto A，et a1. New terminology for intrauterine endometrial samples：a group study by the Japanese Society of Clinical Cytology. Acta Cytol，2012，56（3）：233-241.

[7] Mafia P，Hera S，Panagiota M. Study on the morphology and reproducibility of the diagnosis of endometrial lesions utilizing liquid-based cytology. Cancer

Cytopathology，2005，105（2）：56-64.
[8] Buccoliero AM，Castiglione F，Ghefi CF，et a1. Liquid-based endometrial cytology：its possible value in postmenopausal asymptomaticwomen. Int J Gynecol Cancer，2007，17（1）：182-187.
[9] Kipp BR，Medeiros F，Campion MB，et a1. Direct uterine sampling with the Tao brush sampler using a liquid-based preparation method for the detection of endometrial cancer and atypical hyperplasia：a feasibility study. Cancer，2008，114（4）：228-235.
[10] Maksem JA，Meiers I，Robboy SJ. A primer of endometrial cytology witll histolngical correlation. Diagn Cytopathol，2007，35：817-844.
[11] Shu YJ ，Ikle FA .Cytopathology of the endometrium ：correlation with histoathology.New York ：McGraw -Hill，1992：1-30.
[12] 张英兰，赵雨，吕昌帅，等. 细胞学联合组织学在子宫内膜病变无创筛查中的应用价值. 现代妇产科进展，2016，25（1）：19-21.
[13] 赵健. 子宫内膜细胞学诊断系统. 中国生育健康杂志，2006，17（1）：6-8.
[14] 陈锐，任玉波，文佳，等. 子宫内膜细胞学评价系统探讨. 实用妇产科杂志，2015，31（7）：484-486.